Docteur Henri GAUDICHIER

DE L'ÉCHÉANCE

DES

ACCIDENTS CÉRÉBRAUX DANS LA SYPHILIS

ET EN PARTICULIER DE LA

SYPHILIS CÉRÉBRALE PRÉCOCE

PARIS
G. STEINHEIL, ÉDITEUR
2, RUE CASIMIR-DELAVIGNE, 2
1886

DE L'ÉCHÉANCE

DES

ACCIDENTS CÉRÉBRAUX DANS LA SYPHILIS

ET EN PARTICULIER DE LA

SYPHILIS CÉRÉBRALE PRÉCOCE

Docteur Henri GAUDICHIER

DE L'ÉCHÉANCE

DES

ACCIDENTS CÉRÉBRAUX DANS LA SYPHILIS

ET EN PARTICULIER DE LA

SYPHILIS CÉRÉBRALE PRÉCOCE

PARIS
G. STEINHEIL, ÉDITEUR
2, RUE CASIMIR-DELAVIGNE, 2

1886

A MON BIEN CHER ET BIEN VÉNÉRÉ MAITRE

M. LE PROFESSEUR FOURNIER

Membre de l'Académie de médecine
Professeur de la clinique des Maladies syphilitiques et cutanées
Médecin de l'Hôpital Saint-Louis
Chevalier de la Légion d'honneur

Son élève dévoué et reconnaissant

A M. LE PROFESSEUR BROUARDEL

Membre de l'Académie de médecine
Médecin de l'hôpital de la Pitié
Commandeur de la Légion d'honneur
Président du comité consultatif d'Hygiène publique de France

A M. LE PROFESSEUR LANNELONGUE

Membre de l'Académie de médecine
Chirurgien de l'hôpital Trousseau
Chevalier de la Légion d'honneur

A MES AUTRES MAITRES DANS LES HOPITAUX

MM. LES DOCTEURS

HÉRARD, LANCEREAUX, TERRILLON

DE L'ÉCHÉANCE

DES ACCIDENTS CÉRÉBRAUX DANS LA SYPHILIS

ET EN PARTICULIER

DE LA SYPHILIS CÉRÉBRALE PRÉCOCE

AVANT-PROPOS

De toutes les manifestations qui peuvent se produire dans le cours de la syphilis, les plus graves sont sans contredit celles qui appartiennent au domaine cérébral.

Discutée autrefois, et même mise en doute par certains auteurs, la syphilis du cerveau est aujourd'hui parfaitement décrite, ses formes en sont nettement classées.

Les travaux de l'Ecole moderne, et en particulier ceux de M. le professeur Fournier, ont jeté sur cette question une lumière nouvelle. L'attention des praticiens s'est forcément trouvée attirée sur ces faits, à tel point qu'aujourd'hui, on peut le dire sans crainte, les cas de syphilis cérébrale ne se comptent plus.

Autrefois, l'opinion la plus généralement admise était que ces accidents ne pouvaient arriver que dans une période assez tardive de la maladie. Dans ces dernières années plus particulièrement, on s'aperçut que leur rencontre était possible beaucoup plus tôt, qu'ils pouvaient même coïncider avec les manifestations secondaires.

Au bout de combien de temps donc après le début de la syphilis peuvent survenir les accidents cérébraux ?

C'est cette question qui méritait d'être traitée; mais pour cela, il fallait avoir à sa disposition un nombre de cas assez considérable, observer dans chacun d'eux, et la date d'apparition de la syphilis, et la date d'apparition des accidents cérébraux; et alors chiffres en main, pouvoir dire à quelle époque de l'infection peuvent survenir ces accidents, après combien d'années est leur maximun de fréquence.

C'est ce travail que notre bien cher et bien honoré maître, M. le professeur Fournier, nous a engagé à entreprendre. Il a, avec une complaisance sans borne, bien voulu mettre à notre disposition la plus riche des collections.

C'est un témoignage d'estime et de confiance qu'il vient de nous donner ; nous l'en remercions profondément, et nous le prions de vouloir bien accepter ici la sincère reconnaissance d'un élève tout dévoué. Sa bienveillance à notre égard, ne s'est d'ailleurs jamais démentie, depuis que nous avons eu l'insigne honneur de suivre ses conseils et ses leçons.

Qu'il nous soit permis également d'adresser le témoignage de notre gratitude à tous ceux de nos amis qui, pendant ce travail, n'ont jamais cessé de nous témoigner toute leur sympathie.

M. le docteur Barthélemy ancien chef de clinique de la Faculté, a bien voulu nous offrir plusieurs observations intéressantes, nous l'en remercions bien vivement.

Nous diviserons notre travail en deux parties bien distinctes :

Dans une **Première**, après avoir tracé un *Historique* général de la question en insistant plus particulièrement sur ce qui regarde la précocité de la maladie, nous exposerons une série de cas de syphilis cérébrale ordinaire. C'est cette exposition qui nous permettra d'après les statistiques fournies par elle, d'établir certains faits.

Dans la **Seconde partie**, nous ne nous occuperons que de la syphilis cérébrale précoce, que nous traiterons tout au long, d'après des observations à l'appui que nous avons placées pour plus de commodité à la fin de ce travail. Ces dernières sont au nombre de **Trente-huit**. Le nombre total des observations exposées dans notre travail est de **Quatre cent quatorze** (414).

PREMIÈRE PARTIE

I°. — HISTORIQUE

A la lecture des anciens auteurs on trouve, çà et là, signalés quelques symptômes nerveux chez des syphilitiques, symptômes sur lesquels d'ailleurs leur attention ne se fixait pas d'une manière spéciale.

Pour eux, ces phénomènes étaient plutôt des curiosités pathologiques, des faits isolés et rares, qu'une maladie réelle, tenant à l'infection syphilitique et frappant un système spécial.

C'est ainsi, qu'à notre connaissance, un des premiers auteurs qui ait parlé d'accidents nerveux dans la syphilis est Ulrich de Hutten, en 1519 (*De Morbo Gallico*). Cet observateur prononce les mots d'apoplexie, de paralysie, de contractures, etc.

En 1552, Thierry de Hery parle de spasmes, d'accidents nerveux, d'épilepsie, chez un syphilitique, guéris par un traitement approprié.

Selon Sauvages (1706-1767), la paralysie, l'hémiplégie, la *céphalée*, pourraient être produites par la syphilis.

Quelques années plus tard (1719), une syphilitique est atteinte d'hémiplégie par tumeur du crâne (Laubius Hyeronymus, *naturæ curiosorum ephemerides*).

En 1728, Boerhaave, dans ses aphorismes, avance que la maladie vénérienne, poussée à ses dernières limites peut agir sur le cerveau.

La même année, Alexander Trajanus, le premier, décrit des troubles oculaires et auditifs sans lésion diagnostiquée (*De Morbo Gallico*).

En 1776, Lalouette, dans son traité intitulé : *Nouvelle méthode de traiter les maladies vénériennes*, cite le cas d'un individu syphilitique affecté de tremblement musculaire guéri par des fumigations mercurielles.

Benjamin Bell, en 1802, publie une observation de syphilis cérébrale.

En 1813, nous trouvons dans le *Journal de médecine et de chirurgie d'Edimbourg*, sous la signature de John Isbell, une observation d'hémiplégie accompagnée de cécité, survenant et disparaissant chaque jour chez un syphilitique.

En 1826, dans la clinique *de la maladie syphilitique* de Devergie, les mots de tremblement, d'anesthésie, sont prononcés.

L'année suivante (1827), des faits de la même nature sont publiés dans la thèse de Brauvaiz.

C'est en 1830, que Charles Bell le premier cite une observation due à Dupuytren, d'un cas d'hémiplégie faciale gauche, survenue chez une jeune fille de seize ans, sept semaines après le début de la syphilis ; huit jours après, la malade était affectée d'une paralysie faciale droite. (*The nervous system of the human body, etc.*, page 326. — London, 1836 ; 3e édition.)

C'est donc, croyons-nous, le premier auteur qui ait relaté des *accidents nerveux précoces* dans la syphilis.

En 1832, Rognetta (*Revue médicale*) cite un cas d'amaurose spécifique, guérie par le traitement anti-syphilitique.

En 1834, paraît la thèse de Bottut-Desmoutiers, dans laquelle nous trouvons un cas d'hémiplégie faciale, survenue peu de temps après le chancre.

Il semble alors à ce moment que l'attention des observateurs se soit trouvée attirée vers ces faits *précoces*, car dans la Gazette médicale de Paris, de 1836, nous trouvons un beau cas d'hémiplégie survenue 9 mois après le chancre.

En 1841, nouveau cas d'hémiplégie faciale précoce, publié par Zabriskie, *Américan journal of medical sciences.*

L'année suivante (1842), autre observation due cette fois à Diday (*Gazette médicale*).

La même année (1842), Budd dans *London medical Gazette*, publie un cas d'hémiplégie spécifique.

En 1843, toujours dans ce même journal, Inman cite le cas d'un individu, qui 3 mois après avoir eu sur le gland un large chancre fut pris subitement d'une hémiplégie droite complète, le malade avait perdu connaissance et avait de la difficulté pour articuler les mots. Sous l'influence d'un traitement mercuriel et iodé, la paralysie se modifia sensiblement, et le malade put quitter l'hôpital presque complètement guéri.

La même année (1843) Flubert Rodrigue, cite un cas dans la *clinique de Montpellier*, d'amaurose double guérie par un traitement mercuriel.

Toujours la même année (1843) nous trouvons dans la *Gazette médicale de Paris*, un cas de syphilis cérébrale guérie par l'iodure de potassium, dû à Rul-Oyez.

En 1845, Rauch, de Graetz, publie à Vienne (*Oester. med. Wochenschrift. Wien.*, 29 mars). Un cas de paralysie générale syphilitique guérie par le traitement mixte.

En 1849, Knorr (communication de l'hôpital de Hambourg. *Richter Jahrbucher*) parle de plusieurs cas de paralysies syphilitiques, observés les uns, *dès le début de l'infection*, d'autres très rapidement après lui, d'autres enfin tardivement : Celui d'une hémiplégie droite survenue immédiatement après le chancre, chez un homme de trente ans. Une autre observation est celle d'un matelot de vingt-quatre ans qui, en même temps que son chancre, présente une faiblesse du bras droit, une hémiplégie faciale gauche. Guérison au bout de quelques mois par traitement mercuriel.

L'auteur parle également de trois cas à peu près semblables qui guérirent facilement par le mercure et l'iodure de potassium, malgré des troubles psychiques très marqués; la mémoire et le jugement étaient altérés.

La même année (1849) Greppo dans la *Gazette médicale de Lyon,* cite une observation d'un individu de 36 ans qui quatre mois après le chancre, présenta une douleur vive au niveau des régions occipito- pariétales, en même temps la marche devint chancelante et indécise, la parole était embrouillée.

L'iodure de potassium amène une guérison presque complète dès le quatrième jour. Le traitement étant suspendu, tous les symptômes reparaissent; le traitement est repris, nouvelle guérison.

En 1850 paraît la thèse de Marchal, sur les affections amaurotiques. Il cite, en particulier, un cas guéri par le mercure.

M. Cruveilher, dans l'*Union médicale* de la même année (1850) cite un cas de paralysie faciale guérie par le traitement hydrargyrique.

M. Schutzenberger, dans la *Gazette médicale de Strasbourg,* relate deux cas de syphilis cérébrale.

L'année suivante (1851) paraît à Strasbourg l'excellente thèse de Charles Bedel, sur la syphilis cérébrale.

Toujours dans la même année plusieurs observations sont publiées par MM. Servier, Brivet et Lucas Championnière sur le même sujet. (*Gazette médicale de Lyon. — Journal de médecine et de chirurgie pratiques.*)

C'est pendant cette année (1861) que M. Ricord dans

sa *clinique iconographique* signale un cas d'hémiplégie graduelle accompagnée d'affaiblissement intellectuel, et même d'aliénation mentale, guérie par le traitement mercuriel.

Vidal, de Cassis, en 1852, parle d'hémiplégie faciale précoce. (*Syphilis*, page 511.)

M. Salneuve, dans sa thèse (*De la valeur seméiologique des affections ganglionnaires*) cite un cas de paralysie faciale survenue, quatre mois après le début du chancre.

En 1853, M. Davaine, fait connaître à la Société de *Biologie* un cas de paralysie faciale, accompagnée de surdité, le tout spécifique.

En 1854, différents cas de paralysie, sont publiés par de Graefe, à Berlin ; par Sondraz, dans la *Gazette des hôpitaux*; Yvaron (*Métamorphoses de la syphilis*) parle d'un cas de paralysie faciale guérie par l'iodure de potassium.

De 1855 à 1857 nous ne trouvons que trois observations se rapportant à notre sujet, dues à MM. Faures, Dupré et Thompson.

En 1858, M. Constantin Paul publie, dans le *Moniteur des hôpitaux*, deux observations de paralysie du nerf moteur oculaire commun.

L'année suivante (1859), Flemming (Pathol und Therap. der Pshychosen) rapporte le cas d'une jeune fille de vingt ans qui, au milieu d'une syphilis secondaire, fut prise d'une encéphalite qui l'emporta en cinq jours. Cette observation est accompagnée du récit d'autopsie qui, d'après l'auteur, ne laisserait aucun doute sur la nature spécifique de l'affection.

Presque la même année, MM. Foville et Siredey publient dans la *Gazette hebdomadaire*, un beau cas de syphilis cérébrale.

En 1860, Notta, dans les *Archives de médecine*, parle d'un cas d'hémiplégie guérie par l'iodure.

En 1860, paraît le travail de M. Gustave Lagneau, sur les *Affections syphilitiques du système nerveux*.

En 1861, est publié le mémoire de MM. Gros et Lancereaux, sur les *Affections nerveuses syphilitiques*, ouvrage qui résume à peu près l'état de la question à ce moment ; ce travail, fruit certain d'un labeur prolongé est un ouvrage d'érudition fort intéressant sous bien des points de vue, mais il n'apporte à la question que peu de faits nouveaux ; ce livre marque d'ailleurs une certaine étape dans l'étude de la syphiliographie.

C'est cette même année, que parait la thèse très bien faite de M. Ladreit-Lacharrière sur les *Paralysies syphilitiques*.

En 1862, nous trouvons dans Zambaco (*Des affections nerveuses syphilitiques*), ouvrage présenté à l'Académie de médecine en concurrence avec celui de MM. Gros et Lancereaux, pour le prix Civrieux, six belles observations de syphilis cérébrale, arrivée dans la période secondaire.

La même année, Sonrel, à Strasbourg, fait sa thèse sur les *Paralysies syphilitiques du Mouvement*. Nous y trouvons une très belle observation de syphilis cérébrale précoce, due au professeur Schutzenberger.

En 1863, la *Gazette des Hôpitaux* contient deux

observations d'hémiplégie faciale précoce ; l'une due a Marty ; l'autre à Bahnaud, d'Angers.

En 1864, paraît la thèse de Dubuc, sur les *Syphilides malignes précoces*, nous y trouvons la phrase suivante : « On peut voir survenir, dans le cours des syphilides malignes précoces, des phénomènes nerveux d'une excessive gravité. Un sentiment de semi-paralysie, d'engourdissement dans un des membres, d'attaques épileptiformes répétées. » Cet auteur rattache ces phénomènes à des exostoses intra-crâniennes. Il cite d'ailleurs des observations à l'appui.

En 1869. Burnelt, (Berlin 1869 in 8° *Die syphilis. des gehirns und seiner Hullen*) cite un cas d'hémiplégie droite syphilitique chez une femme de quarante-cinq ans, suivie de mort. L'autopsie a démontré des lésions des artères cérébrales.

En 1870, paraît dans *Archiv für Dermat und syph.* de Prague le travail d'Alrik Ljunggrend, de Stockolm sur la syphilis du cerveau.

En 1871, (dans le *Bulletin de la Société anatomique*) une observation due à Peltier et Coyne, d'une tumeur syphilitique cérébelleuse chez une femme de trente-sept ans.

Mort subite.

En 1872 (*Lyon médical*), une observation d'hémiplegie gauche (due à Schutzenberger), après quatre mois de chancre, guérie par les injections de sublimé.

En 1873, M. Fournier, dans ses leçons faites à l'hôpital de Lourcine, traité de l'hémiplégie secondaire chez la femme.

Dans le *Journal des Connaissances médicales*, les Drs Lépine et Coyne, citent une observation de syphilis cérébrale observée à la Pitié, dans le service de M. Sée, chez un homme de quarante-deux ans, suivie d'autopsie (lésion de la protubérance).

En 1874, M. Charcot parle de l'épilepsie partielle.

En 1875, M. Mauriac réunit ensemble dans les *Annales de derm. et de syph.* de la même année, plusieurs cas de syphilis cérébrale précoce, qui nous ont paru assez intéressants pour être rapidement rappelés ici.

Premier cas. — M. B..., 36 ans, rien dans ses antécédents personnels ou héréditaires, entre à l'hôpital du Midi le 7 décembre 1868.

En novembre 1868, plusieurs chancres indurés.

En février 1869, roséole.

En mars, violentes douleurs musculaires dans le côté gauche.

En mai, céphalalgie persistante; et malgré un traitement convenablement suivi, en juin tout à coup fièvre, vomissements bilieux, céphalée frontale, stupeur, somnolences.

Le 4 juillet, ictus avec perte de connaissance mais non suivi de paralysie. Lorsqu'il revient à lui, hébétude, véritable stupeur typhoïde. La céphalée est persistante, mais à exacerbation nocturne.

La parole est embarrassée, affaiblissement de la mémoire.

Le 23 juillet (43e jour de l'encéphalopathie) l'iodure de potassium a produit une amélioration notable; mais véritable boulimie. Peu à peu, tout s'amende et il sort de l'hôpital le 10 août, ne conservant plus que quelques étourdissements.

Deuxième cas. — Le nommé Hyppolite C..., entre le 9 juillet 1870 à l'hôpital du Midi.

Chancre infectant au milieu de mars 1870.

En mai, syphilide papuleuse.

A la fin de juin, céphalée nocturne intense. Insomnie. Un peu d'engourdissement dans le bras droit et le côté correspondant de la face.

Dans la nuit du 2 au 3 juillet, 14 mois 1/2 après le chancre, ictus avec perte de connaissance suivi d'aphasie et de paralysie du bras droit.

Le malade prend de l'iodure de potassium en assez grande quantité et il sort de l'hôpital, le 23 août 1870, en présentant encore une aphasie très notable et une légère parésie du bras droit.

M. Mauriac le revoit le 14 novembre 1870. A peu près même état, malgré l'iodure.

Le malade a pu être examiné de nouveau en 1873, les phénomènes persistaient encore à peu près intacts.

Troisième cas. — Le nommé Félix B..., 45 ans, entre à l'hôpital du Midi, le 12 mai 1869.

Chancre induré le 1er janvier 1869.

Le 28 avril (4e mois après le chancre) apparaissent pendant la nuit des douleurs vives dans le côté droit de la face et du cou.

Déviation des traits à gauche, impossibilité de fermer la paupière droite.

Insomnie. Hémiplégie droite du voile du palais, déviation à gauche de la luette. Vue troublée quand le malade regarde en bas, en dehors et à droite.

Troubles sp. énergique.

Le 11 juin. Mieux très sensible.

Le 12. Les douleurs occipito-pariétales reparaissent. Mais la paralysie est de moins en moins prononcée.

M. Galezowsky, qui l'examine, constate un certain degré de diplopie.

Il sort de l'hôpital le 6 juillet considérablement amélioré, mais non guéri entièrement.

Quatrième cas. — Le nommé Narcisse C..., 27 ans, entre à l'hôpital du Midi, le 11 juin 1872.

En mars 1872. Chancre induré suivi d'accidents secondaires.

Du 27 juin au 8 juillet. Céphalalgie intense.

Le 5 juillet. Brouillard devant l'œil droit, photophobie, ptosis (3 mois 1/2 après le chancre), mydriase.

Alternatives de mieux et de plus mal, jusque vers le 7 septembre, où il n'existe plus qu'une légère diplopie et un peu de strabisme.

Rechute vers le 14 septembre. Guérison vers le 30.

Le 18 octobre 1872. Céphalée, insomnie, faiblesse, hémiphégie gauche incomplète (7e mois, après le chancre).

Guérison au bout d'un mois et demi. Se porte bien jusqu'au 5 janvier 1873, mais à cette époque nouveaux phénomènes, médullaires cette fois, aboutissant à une paraplégie, et mort le 20 avril suivant avec convulsions des membres inférieurs, contracture de la nuque, trismus, etc.

A l'autopsie on trouva un ramollissement évident de la partie terminale de la moelle.

Cinquième cas. — Le nommé Albert L..., 24 ans, entré à l'hôpital du Midi le 25 octobre 1872.

En août 71. Chancre infectant.

En octobre. Accidents secondaires tenaces.

En août 72 (juste un an après le chancre). Céphalalgies à exacerbation nocturne.

Le 23 et le 24 octobre. Vertiges, éblouissements, plusieurs chutes sans perte de connaissance.

Hémiplégie gauche, parole embarrassée, affaissement intellectuel. Persistance de quelques accidents secondaires.

Le tr. sp. mixte amène de l'amélioration et le malade sort de l'hôpital, le 8 janvier présentant encore de l'insomnie, des crampes dans la jambe gauche, un peu de claudication et de déviation de la face.

Sixième cas.— Le nommé Charles T..., 35 ans, chancre infectant en juin 1872 : accidents secondaires variés.

Dans la nuit du 23 au 24 mai 1873, survient une aphasie, sans perte de connaissance. Bras droit affaibli.

Les jours suivants, l'hémiplégie devient complète. Il sort de l'hôpital presque complètement guéri par le tr. spécifique.

En janvier 1874, M. Mauriac revoit ce malade, l'aphasie est encore prononcée.

Le 26 février, il est de nouveau complètement aphasique, hémiplégique droit, sans contracture. C'est, à proprement parler, un infirme plutôt qu'un malade.

Septième cas. — M. X..., 38 ans. Contracte la syphilis le 25 décembre 1871. Acc. sec. divers. Etat moral mauvais.

Le 20. Névralgie faciale guérie en 19 jours.

Le 23 juin, apparaissent la céphalée et l'affaiblissement de l'intelligence.

Le 21 juillet. Impossibilité de s'exprimer, traits déviés, amnésie. Sp. de Gibert. Guérison presque absolue le 29 janvier.

Le 11 février 1873 (14e mois de la contamination, seconde attaque d'encéphalopathie. Etat moral mauvais, vomissements, face déviée à gauche. Parésie du bras droit. Vertiges.

Amélioration par KI.

A partir de mars, les phénomènes augmentent d'intensité pour atteindre leur apogée vers le 7 juillet, divagation, délire, diplopie, sons inarticulés, ptosts gauche intermittent.

Le 12. Un peu de mieux, mais véritable hémiplégie droite.

Le malade est revu en janvier 1874, la parole est encore un peu embarrassée. Les facultés intellectuelles affaiblies. Le bras droit ne peut accomplir aucune fonction ; il existe de la claudication.

Huitième cas. — Le nommé M..., tailleur, contracte 2 chancres infectants en juillet 1867.

Le 28 octobre (3e mois de la contamination), ictus sans perte de connaissance. Affaibl. du côté droit.

En mai 1868 (10e mois), 2e attaque mais avec perte de connaissance hémipl. dr. incomplète. Syphilides papuleuses par poussée.

7 mois après, diminution des facultés intellectuelles. Entrée à Bicêtre le 23 janvier 1869.

Meurt, en mai 1875, avec un œdème des 2 membres inférieurs. Phlyctène du dos du pied. Cachexie.

A l'autopsie rien de particulier. Foie sclérosé.

En 1876, M. Lancereaux, dans des leçons fort intéressantes d'ailleurs, faites à l'hôpital de Lourcine, et recueillies par M. Remy, après avoir tout au moins discuté les accidents nerveux, en particulier l'épilepsie arrivant à la période des accidents secondaires de la syphilis, cite néanmoins le cas assez remarquable d'un jeune homme atteint pendant cette période de la maladie de méningite cérébrale et qui guérit par le traitement spécifique.

La même année, M. Mauriac dans la *Gazette hebdomadaire de médecine et de chirurgie*, relate un cas d'hémiplégie droite intermittente au quinzième mois de la syphilis; il cite encore quatre autres faits d'accidents cérébraux précoces.

En 1879, dans le *Journal des connaissances médicales pratiques*, Beauregard publie des observations de pseudo-paralysie générale.

Jullien (*Traité pratique des maladies vénériennes*) s'attache surtout à propos de l'hémiplégie en particulier, à rechercher à quel âge un individu syphilitique peut se trouver frappé. Pour cet auteur, les hémiplégies arrivant au-dessous de 40 ans, seraient le plus souvent de nature syphilitique.

M. Troisier, dans le *Progrès Médical,* cite une fort belle observation d'encéphalopathie précoce.

Charles Larcher (thèse de Nancy; 1879, *Contribution à l'étude clinique de la syphilis cérébrale*) signale deux beaux cas de syphilis cérébrale précoce, l'un au bout de onze mois, l'autre au bout de douze mois.

C'est dans cette année 1879, que M. le professeur Fournier, a fait paraître son magistral travail sur la *Syphilis du cerveau*; travail dans lequel tous les phénomènes morbides qui peuvent frapper cet organe ont été non seulement minutieusement décrits, mais encore classés avec une clarté telle que les faits qui peuvent peut-être rester encore aujourd'hui à élucider sont d'une rareté extrême.

En 1880 (*Gazette médicale de Paris*) le Dr Parinaud publie deux cas de paralysie dissociée de la 3e paire gauche.

M. Leloir (*Progrès médical,* 1880) décrit les lésions anatomiques qu'il a observées à l'autopsie d'un individu mort d'une syphilis cérébrale.

(Plaque de méningite gommeuse, large comme une pièce de 0,50 centimes située sur le tiers supérieur des circonvolutions frontales ascendantes.)

Toujours dans cette même année le D[r] Du Cazal parle d'un cas de paralysie complexe de la face, guérie par le traitement mixte.

En 1881, Bernheim (*Annales de Derm.*, 1881, *Revue médicale de l'Est*) cite deux cas de syphilis cérébrale précoce,

Dans la thèse du même auteur, de 1882, plusieurs observations de phénomènes cérébraux précoces dont plusieurs dues à Braüs (die Hirn syphilis).

En 1883, dans la thèse de Manchon, inspirée par M. Fournier, l'auteur avance ceci : à savoir que la syphilis peut envahir le cerveau de un à dix-huit mois après l'apparition.

Dans la *France médicale* de la même année, M. Geffrier, cite le cas d'un individu affecté d'un chancre labial au mois de novembre 1882, qui mourut le 24 mars 1883, c'est-à-dire 4 mois plus tard d'accidents cérébraux.

En 1884, M. le Dr Landouzy (*France médicale*, octobre 1884) cite le cas d'un homme de quarante-sept ans, atteint d'hémiplégie droite, six mois environ après le début de la syphilis.

En 1885, Zinsmeister parle de l'attaque d'épilepsie dans la période secondaire de la syphilis (Vienne, 1885).

M. Barbier, dans sa thèse sur l'*Epilepsie syphilitique* décrit une épilepsie précoce.

M. Dargaud fait également sa thèse sur l'*Hémiplégie faciale précoce*, Schwaz, la sienne sur l'*Hémiplégie précoce*, mais n'apporte à la question aucun éclaircissement nouveau.

M. Ménétrier, alors interne de M. le Professeur Fournier, publie dans les *Annales de derm. et de syph.* de 1885, l'observation d'un jeune homme de vingt-six ans, qui eut son chancre au mois de novembre 1884. Le 14 janvier 1885, il fut pris de maux de tête, le samedi 17, il se réveilla hémiplégique droit ; un traitement mixte énergique (K. I : 3 gr. — Frictions mercurielles :

6 gram. amena une guérison presque absolue vers le 20 mars.

II

Nous arrivons maintenant à l'exposition des observations de syphilis cérébrale ordinaire. Toutes nous ont été très obligeamment confiées par notre maître M. Fournier, nous n'en tracerons, bien entendu, vu leur nombre, que les principaux traits.

Disons seulement que, dans tous ces cas, le diagnostic a été fait avec le plus grand soin et de la façon la plus précise, qu'aucun des malades qui les ont fournis, ne présentait une cause quelconque d'accidents cérébraux autres que la syphilis. L'albuminurie, le diabète, l'hystérie, les lésions cardiaques ou rénales, pour ne citer que quelques causes prises au hasard, n'existaient dans aucun de ces cas ; ce sont donc bien des cas de syphilis cérébrale que nous avons l'honneur de présenter.

Nota. — Nous désignerons par la lettre E, l'espace de temps compris entre la date d'apparition de la syphilis et celle des manifestations cérébrales.

Hommes

Obs. 1. — Syphilis en 1862. — En 1867 hémiplégie gauche survenue brusquement pendant le sommeil ; en août 1869, on voit le malade, l'hémiplégie est presque disparue. En février 1870, hémiplégie gauche nouvelle, précédée de troubles intellectuels, amélioration considérable en peu de temps.

E. 5 ans.

Obs. 2. — Syph. en 1871. — En 1873-1874, céphalées. — En 1875, attaque épileptiforme (raideur, convulsions du membre supérieur gauche, limitée à la partie droite de la face). — Revu en octobre 1876 ; plusieurs crises semblables depuis décembre dernier, exostose sur le pariétal droit.

E. 2 ans.

Obs. 3. — Syph. en 1868. — En 1870, étourdissements presque continus.

E. 2 ans.

Obs. 4. — Syph. en 1860 (avril). En 1871 symptômes de goître exophtalmique, amélioration par traitement spécifique. — En mars, 1882, attaques d'épilepsie fruste, qui deviennent de plus en plus caractéristiques ; quelque temps après, aliénation mentale à forme délirante.

E. 11 ans 11 mois.

Obs. 5. — Syph. (37 ans) en 1868. — En 1879, paralysie du côté droit, durée 2 ou 3 heures. — En mars 1881, céphalées intolérables, exostoses crânienne et tibiale droite ; en juin, affaiblissement de la vue, strabisme interne et hémianesthésie droite.

E. 11 ans.

Obs. 6. — Syph. en 1874. — En 1879, engourdissements de la main gauche, et quelquefois de la jambe gauche, amélioration par traitement mixte. — En octobre 1880, revu malade, nouveaux engourdissements dans les 2 membres inférieurs.

E. 5 ans.

Obs. 7. — Syph. en 1872. — Mai 1882 2 accès d'hémiplégie gauche, à 2 jours d'intervalle, précédés de céphalée pendant 2 mois, chaque attaque est précédée d'une perte de connaissance de 2 heures entrecoupée de mouvements épileptiformes.

E. 10 ans.

Obs. 8. — Syph. Vingt ans après la syphilis, symptômes de péri névrite optique double, faiblesse du côté droit de la jambe, vertiges.

E. 20 ans.

Obs. 9. — Syph. en 1878. — Le 17 février 1885, hémiplégie droite (complète, membres et face) survenue au lit et sans céphalée; amélioration rapide.

E. 7 ans.

Obs. 10. — Syph. en 1874. — Le 22 juin 1880, affaiblissement de la vue; en août 1882, ictus (?) survenu la nuit, sans paralysie. — 5 mars 1883, douleurs dans le bras droit.

E. 6 ans.

Obs. 11. — Syph. en juin 1874. — En février 1875, quelques vertiges et troubles de la vue; 16 novembre 1879, hémiplégie droite complète; 30 avril 1880, guérison absolue, peut même jouer du piano; 7 juin suivant, marche indécise, urine au lit.

E. 5 ans 5 mois.

Obs. 12. — Syph. à la fin de 1869. — En 1882, accidents cérébraux, modifications du caractère, irascibilité, violence, ahurissement, rires stupides et sans cause, frémissement de la langue, paralysie générale.

E. 13 ans.

Obs. 13. — Syph. en 1869. — En novembre 1873 attaque comateuse, aphasie intense, guérison rapide par traitement spécifique. En 1875, cephalées fréquentes, somnolence continuelle, vertiges, amnésie légère.

E. 4 ans.

Obs. 14. — Syph. au milieu de mai 1867. En septembre 1874, hémiplégie droite, perte de la parole, amnésie; revu en mai 1879, guérison par traitement spécifique.

E. 7 ans 4 mois.

Obs. 15. — Syph. en septembre ou octobre 1868. — En août 1880, difficulté pour s'exprimer pendant quelques jours, paralysie légère dans le membre supérieur droit.

E. 11 ans 10 mois.

Obs. 16. — Syph. vers 1862 ou 1863. — Le 5 septembre 1880, en dînant, impossibilité subite de parler, engourdissement de la main droite et du pied gauche (10 minutes). — 15 décembre, même accident, même durée.

E. 18 ans.

Obs. 17. — Syph. en 1871. 1er juin 1884, diplopie, faiblesse du muscle droit inférieur, céphalées dans le mois de décembre précédent; 2 mois après, guérison complète.

E. 13 ans.

Obs. 18. — Syph. en 1862 ou 1863. — Au milieu de février 1878, hémiplégie partielle droite, précédée de céphalées; 17 mai, impotence fonctionnelle du bras droit; revu en 1883, affaiblissement intellectuel considérable.

E. 15 ans 6 mois.

Obs. 19. — Syph. en janvier 1868. — En avril 1876, mydriase double. — 5 novembre, hémiplégie droite brusque, sans perte de connaissance, mieux le lendemain. — En 1878, mydriase droite, rien aux papilles optiques, embarras de la parole.

E. 8 ans 3 mois.

Obs. 20. — Syph. en 1867. — En octobre 1874, début de crises (vrais accès de manie aiguë) puis attaques vraies d'épilepsie, puis enfin, vraie paralysie générale qui tue le malade en 1879.

E. 7 ans.

Obs. 21. — Attaques d'hémiplégie droite survenue brusquement au bout de 17 mois de l'infection, guérison complète.

Obs. 22. — Syph. vers 1843 ou 1844. — En 1873, perte de l'odorat et du goût, lésion nasale et palatine, paralysie double de la 6e paire avec spasmes des deux muscles droits internes dans les mouvements associés, céphalées; 9 juillet, paralysie, 3e paire gauche, ptosis, mydriase légère.

E. 30 ans.

Obs. 23. — Syph. en janvier 1870. — Janvier 1876, étourdissements, ictus, hémiplégie gauche incomplète; durée 1 mois; milieu de 1877, paralysie légère de la jambe gauche, quelques céphalées. En janvier 1879, paralysie plus accentuée de la jambe. Marche hésitante.

E. 6 ans.

Obs. 24.—Syph. en 1879.—En septembre 1883, hémipl. g. — Le 25 décembre vertiges intenses, œil droit fermé, bouche déviée, déglutition impossible, pupilles inégales.— En juin 1885, guérison complète par traitement spécifique.

E. 4 ans.

Obs. 25. —Syph. en 1866.— Avril 1879, hémipl. dr. précédée depuis 3 mois d'affaiblissements intellectuels. En 1883, amnésie; la paralysie persiste.

E. 13 ans.

Obs. 26. — Syph. en 1849. — En 1871, accès cérébraux multiples (surdité gauche) perte du goût du même côté, vertiges et céphalées, etc.

E. 22 ans.

Obs. 27. — Syph. en 1875. — Vers mai 1879, début de paralysie générale (mélancolie, lypémanie, délire des persécutions).

E. 4 ans.

Obs. 28. — Syph. en 1870. — En 1881, *ictus résolutif*, sans perte de connaissance; un peu plus tard, deux autres crises, mais avec spasme convulsif et trismus, depuis lors parésie des deux membres inférieurs, mydriase, idées bizarres.

E. 11 ans.

Obs. 29. —Syph. en 1868. —Mai 1873, paraplégie *mais en même temps* troubles oculaires (péri-névrite optique double); en février 1874, perte de connaissance, bouche déviée; troisième accès en octobre (affection syphilitique cérébro-spinale (Diagnostic de M. le docteur Ricord).

E. 5 ans.

Obs. 30. — Syph. en 1875. — Janvier 1878, perte de connaissance, ptosis droit, paralysie de tout le côté droit, légère, tout cela a été précédé de douleurs *au-dessus de l'œil droit*; quelque temps après, 2e attaque, puis 3e, mais cette fois à gauche, amélioration très sensible par traitement spécifique.

E. 3 ans.

Obs. 31. — Syph. en 1872. — En 1875, troubles intellectuels, puis démence.

E. 3 ans.

Obs. 32. — Syph. en 1877. — Vers juin 1881, violentes céphalées; en décembre, paralysie de la langue, faiblesse de la main droite, impossibilité de parler et d'écrire, amnésie, amélioration par traitement spécifique.

E. 5 ans.

Obs. 33. — Syph. en 1859. — En octobre 1873, douleurs vagues dans les membres supérieurs (dans leur continuité).

E. 14 ans.

Obs. 34. — Syph. vers 1854. — En 1882, ébauche d'hémipl. dr. passagère, air hébété, mémoire affaiblie, pleure pour un rien, myosis double, amblyopie, plus tard, sympt. de tabès.

E. 28 ans.

Obs. 35. — Syph. fin février 1876. — Janvier 1878, maladresse des mains de temps à autre; en juin, difficulté d'écrire. En janvier 1880, l'impossibilité est absolue, amnésie, troubles intellectuels.

E. 1 an et 11 mois.

Obs. 36. — Syph. en août 1863. — En juillet 1865, commencement de tabès; 10 avril 1866, hémiplégie complète, mort 4 jours après.

E. 23 mois.

Obs. 37.— Syph. en janvier 1873.— En août 1876, hémicrânie droite, vertiges, étourdissements, vomissements, paroles inarticulées; mieux quelque temps après. En 1878, 1880 et 1881, quelques vertiges et quelques étourdissements, pupille droite plus petite.

E. 3 ans 7 mois.

Obs. 38. — Syph. en juillet 1868. — En juin 1870, céphalée intense. En août 1876, pris subitement de mutisme, à la suite d'une colère. internement deux fois à l'hospice de Charenton (pseudo-paralysie générale).

E. 23 mois.

Obs. 39. — Syph. probable en août 1863. — En octobre, est en pleine encéphalite. Mort (lésion crânienne).

E. 17 ans.

Obs. 40. — Syph. en septembre 1867. — En 1872 étourdissements, guérison. En mars 1873, étourd. disparus en 8 jours. En juin quelques vertiges.

E. 5 ans.

Obs. 41. Syph. en 1870.— En 1877 diabète, vertiges épileptiformes, perte de mémoire, en 79 le diabète disparaît et reparaît (iodure de potassium le fait toujours diminuer).

E. 7 ans.

Obs. 42. — (33 ans). Syph. en 1860 (à l'âge de 16 ans, syphilis). — Vers le milieu de 1869, vertiges, céphalées, boulimie, amnésie, troubles intell. insomnie, chutes. En juin 1875, le professeur Charcot diagnostique syphilis cérébrale à forme vague. En 1877, guérison presque absolue.

E. 9 ans.

Obs. 43. — Syph. en 1855. — En janvier 1871, Vertiges, vomiss. En septembre 1877, début de la maladie de Ménière. — Novembre 1878; étourd. avec chute, décembre; crises épileptiformes. En février 1879, guérison complète, sauf quelques bourdonnements d'oreille.

E. 6 ans.

Obs. 44. — Syph. en 1873. — En 1878, céphalées, affaibliss. de la mémoire, difficulté pour trouver les mots, hésitation de la parole.

E. 5 ans.

Obs. 45. — Syph. mai 1876. — En avril 1878, perte de connaissance, mieux depuis ce temps. En 1879, guérison complète (un peu d'inhabileté de la main cependant).

E. 1 an 11 mois.

Obs. 46. — Syph. en 1873. — Novembre 1880, céphalées, embarras de la parole, œil gauche fermé incomplètement, jambeg auche faible. — En février 1882, nouvelles céphalées, hémipl. faciale gauche. Mort.

E. 7 ans.

Obs. 47. — Syph. en 1872. — En 1876, hémipl. incomplète, troubles de la vue, dilatation pupillaire droite, aphasie.

E. 4 ans.

Obs. 48. — (32 ans.) Syph. en 1867. En 1879, céphalées, étourdiss. affaibliss. intellectuel.

E. 12 ans.

Obs. 49. — Syph. en 1874. — Céphalées en 1878, 1879, 1880. — Janvier 1881, hémiplégie droite; février et mars, nouvel accès; fin mars, attaque épileptiforme. En 1881, véritable crise d'anéantissement.

E. 4 ans.

Obs. 50. — Syph. en juillet 1878. Hémipl. gauche en avril 1882, perte de connaissance de 5 heures ; guérison presque complète.

E. 3 ans 9 mois.

Obs. 5. — Syph. en 1875. — Impuissance complète à partir de 1877. Vers le milieu de 1881, embarras de la parole, trémulation de la langue.

E. 2 ans.

Obs. 52. — Syph. en septembre 1866. Fin janvier 1870, fatigue dans le côté droit du corps ; fauchement de la jambe correspondante, embarras de la parole. Guérison.

E. 3 ans, 4 mois.

Obs. 53. — Syph. (36 ans,) vers 1865. — En 1870 plusieurs attaques épileptiformes; fin mars 1876, troubles intellectuels considérables, divagations précédées de changement de caractère, état gâteux; mort rapide.

E. 5 ans.

Obs. 54. — Syph. en 1856. En novembre 1876, crises d'aphasie.

E. 20 ans.

Obs. 55. — Syph. en 1867. — En 1870, céphalées; guéri. En mai 1877, vertiges, troubles du langage, vomissements, paralysie faciale gauche et *anesthésie de la face à droite*, difficulté pour avaler. 5 mois après mieux sensible, puis tout à coup paral. de la 3e paire droite avec hémianesthésie droite. En 1880, sympt. de tabès.

E. 3 ans.

Obs. 56. — Syph. en 1868. — Milieu d'août 1881 se réveille hémiphégique, guérison au bout de 8 à 9 mois.

E. 13 ans.

Obs. 57. — Syph. en 1855. — En mars et avril 1884, trois pertes de connaissance sans convulsions (durée 1/2 heure à 3/4 d'heure), tout cela précédé de céphalées intenses, diminution de la mémoire,

E. 29 ans.

Obs. 58. — Syph. 1872. — Milieu d'octobre 1876, vertiges, perte de mémoire.

E. 4 ans.

Obs. 59. — Syph. en 1848. — En décembre 1877, embarras de la langue, tremblement de cet organe, le malade scande les mots, amnésie.

E. 27 ans.

Obs. 60. — Syph, en 1865. — En septembre 1874, hémipl. absolue gauche, rapide guérison par tr. sp. En janvier 1875, vertiges, perte de l'ouïe à gauche, avec bruissements continus (*maladie de Ménière spécif.*). En 1884, excentricité; mort chez le Dr Blanche, après nombreuses crises épileptiques.

E. 9 ans.

Obs. 61. — Syph, en 1860. — Hémipl. droite en 1875. — En 1880, reste d'hémipl, droite et parole embarrassée. Trait. insuffisant et tardif.

E. 15 ans.

Obs. 62. — Syph. en 1867. — En juin 1873, vertiges, diplopie avec céphalées guérison. En novembre; 1875 même phénomène ; en 1881, tristesses, absorption intellectuelle, faiblesse générale, amnésie legère.

E. 6 ans.

Obs. 63. — Syph. en 1865. — En 1876, difficulté de parole, de temps à autre parésie de la jambe droite, santé altérée, incapacité de travail ; en 1881, crises épileptiques.

E. 11 ans.

Obs. 64. — 8 ou 9 ans après début de Syph., folie (accès furieux, idée de suicide, etc.).

E. 9 ans.

Obs. 65. — Syph. en 1869. — Janvier 1877, hémipl. gauche, légère, disparue rapidement ; en 1877-1878 pupilles inégales ; en novembre 1878, hoquets spasmodiques, hébêtement, rires et pleurs sans cause, embarras de la parole, légère hémipl. gauche. En octobre 1879, affaiblissement intellectuel marqué.

E. 8 ans.

Obs. 66. — Syph. en 1866. — En 1877, étourdissements. Au milieu de 1881 embarras passager de la parole.

E. 15 ans.

Obs. 67. — Syph. en mars 1875. — Commencement de mai 1877, hémipl. gauche ; en 1878, (mai) crises gastriques, hoquets, parésie des 2 jambes.

E. 4 ans 2 mois.

Obs. 68. — Syph. en novembre 1870. — En novembre 1880, embarras de la parole, frémissement de la langue, pupille gauche dilatée, insomnies (paralysie générale. Diagn. de M. Blanche).

E. 10 ans.

Obs. 69. — Syph. en 1866. — En février 81, affaiblissement de la vue parole scandée, travail difficile ; quelques mois après, cécité complète, abaissement mental.

E. 15 ans.

Obs. 70. — Syph. fin mars 1880. – En octobre 1883, hémipl. droite survenue brusquement pendant le sommeil, précédée de céphalées ; guer. rapide par Tr.

E. 3 ans. 6 mois.

Obs. 71. — Syph. en 1871. — En septembre 1882, céphalées, obnubilation, vertiges ; janvier 1883, paralysie linguale, strabisme, bourdonnements d'oreilles ; aubout de 2 mois guér. absolue par Tr. spec. En avril quelques vertiges.

E. 11 ans.

Obs. 72. — Syph. en 1879. — Avril 1881, céphalées atroces.

E. 18 mois.

Obs. 73. — Syph. commencement de janvier 1878. — En juillet 1881 surexcitation cérébrale intense, incapac. de travail.

E. 2 ans 6 mois.

Obs. 74.— Syph. en 1881.—En juin 1885 hémpl. dr., aphasie, tout cela sans céphalée, guérison en 2 mois; sauf diminution de la mémoire et incapacité intellectuelle; en octobre, accès de tristesse, pleurs, asthénie intellectuelle; rien autre.

E. 4 ans.

Obs. 75.—Syph. en 1874.—En avril 1884, céphalées, paralysie faciale, bourdonnements d'oreilles, incapacité de travail.

E. 10 ans.

Obs. 76. — Syph. très probable en 1865. — En juin 1880, céphalées atroces; en janvier 1881, mêmes douleurs; en janvier 1885, accès de manies.

E. 15 ans.

Obs. 77. — Syph. en février 1880. — En mai 1883, névralgie de la tempe gauche; une nuit d'octobre 1883, hémipl. dr. précédée de céphalées. Intelligence et sensibilité diminuées; amélioration considérable et rapide par tr. spec.; mémoire légèrement affaiblie et parole embarrassée.

E. 3 ans 2 mois.

Obs. 78. — Syph. en 1868. — En novembre 1877, étourdissements, céphalées (*surtout nocturnes*), hoquets.

E. 9 ans.

Obs. 79. — Syph. en février 1881. — En 1884, nuit de la Mi-Carême, 1re attaque épileptique typique (*grand mal vrai*); 8 jours après 2e attaque, depuis lors une vingtaine de crises nouvelles, affaiblissement de la mémoire.

E. 3 ans.

Obs. 80. — Syph. en 1872. — Milieu de mai 75, affaiblissement intellectuel. En juin, continuation, vue trouble, faiblesse des jambes, maladresse des mains.

E. 3 ans.

Obs. 81. — Syph. en 1859.— En juin 1868, paralysie 6e p. g. (strabisme léger, diplopie), mieux rapide. Au milieu de juin 1870, paralysie incomplète 3e p. dr. Guérison au bout de 2 mois. Commencement d'octobre 1875, crises d'aphasie. Guérison à partir de cette époque ; quelques douleurs fulgurantes. En 1878, amnésie, aphasie. (*Tout cela passager et intermittent*).

E. 9 ans.

Obs. 82. — Syph. vers 1869. — En octobre 1881, trois étourdissements avec chute. Mais céphalées persistantes depuis 5 ou 6 ans, et en 1880, véritables crises d'hypocondrie.

E. 12 ans.

Obs 83. — Syph. (vaccinale) en 1870. — En 1874, céphalées, crises épileptiques, paralysie du membre inférieur gauche ; grand affaiblissement de la mémoire. Mort.

E. 4 ans.

Obs. 84. — Syph. en 1859. — En août 1879, hémiplégie droite précédée pendant une année d'obnubilations de l'intelligence.

E. 20 ans.

Obs. 85. — Syph. (H. 42 ans). Syph. en 1868 à 26 ans. — En 1883, attaque épileptique (*sans perte de connaissance*) ; les attaques durent de 10 à 25 minutes.

E. 15 ans.

Obs. 86. — Syph. en 1869. — En avril 1882, engourdissement de toute la moitié gauche du corps.

E. 13 ans.

Obs. 87. — Syph. en 1855. — En 1879, vertiges, arrive même à tomber; en 1880, impossibilité d'écrire. Revu en 1884, parole lente; serre à peine; vue affaiblie (par. 3e p. g.).

E. 24 ans.

Obs. 88. — Syph. en juin 1872. — En février 1874, mydriase de l'œi droit intermittente; en 1880, elle persiste, ptosis gauche léger.

E. 19 mois.

Obs. 89. — Syph. en 1866. — Milieu de janvier 1879, hémiplégie gauche; mieux rapide; en décembre, insomnie, troubles nerveux, bourdonnements; en juillet 1880, l'hémiplégie est guérie.

E. 13 ans.

Obs. 90. — Syph. vers 1866. — En septembre 1881, sorte d'ictus nocturne (vertiges, hémiplégie faciale droite légère).

E. 15 ans.

Obs. 91. — Syph. vers 1872. — En juillet 1882, crises de céphalée, affaiblissement intellectuel; quelque temps après vertiges, incapacité de travail, amnésie, hébétude, réflexes rotuliens et pupillaires abolis, mydriase double (Tabès cérébral).

E. 10 ans.

Obs. 92. — Syph. en 1864. — En octobre 1875, fièvre, hémiplégie incomplète, durée quelques heures; en décembre, fatigue cérébrale et depuis crises épileptif dans les deux membres gauches.

E. 11 ans 7 mois.

Obs. 93.—Syph. en 1867.—En 1876 et 1877 commence à uriner au lit. En décembre 1878, crises nocturnes laissant à leur suite de l'hébétude. En octobre 1879, tremblement des mains, inégalité pupillaire, parole troublée, abrutissement; en juin et août, guérison presque complète.

E. 9 ans.

Obs. 94. — Syph. en février 1878. — En octobre 1880, céphalées, absences; fin octobre, paralysie de la langue et du bras gauche, durant une heure; novembre, cherche souvent ses mots; janvier 1885, nervosisme et vertiges.

E. 2 ans 8 mois.

Obs. 95. — Syph. en 1876. — Vers juillet ou août 1881, hémipl. gauche; revu 5 mois plus tard, parésie gauche, pâleur, impuissance et polyurie.

E. 4 ans 6 mois.

Obs. 96. — Syph. fin 1868. — Mai 1874, ptosis gauche, diplopie par instant à la fin du même mois, paralysie, 6e paire droite (*diagnostic de M. le docteur Galezowsky*). En 1883, paralysie générale complète, (interné chez le docteur Luys).

E. 2 ans 5 mois.

Obs. 97. — Syph. en 1872.—Vers octobre 1880, hémiplégie, guérison incomplète; revu en 1885, marche encore en fauchant. Guérison imparfaite.

E. 8 ans.

Obs. 98. — Syph. en décembre 1869. — Hypocondrie, mélancolie, idées de suicide, déraisonnement en 1882.
E. 13 ans.

Obs. 99. — Syph. en mars 1878. — Fin octobre 1884, hémiplégie gauche, survenue pendant le sommeil, précédée de céphalées. Guérison par traitement spécifique au bout de 5 mois.
E. 6 ans 7 mois.

Obs. 100. — Syph. en 1876. — En 1879, céphalées intenses, crises épileptiques perte de la mémoire et de la parole, guérison.
E. 3 ans.

Obs. 101. — Syph. en 1870. — Commencement de 1884, parésie gauche, affaiblissement intellectuel, hémianesthésie droite.
E. 14 ans.

Obs. 102. — Syph. en 1869. — Octobre 1880, amnésie, faiblesse intellectuelle, diminution de la puissance virile, écriture altérée.
E. 11 ans.

Obs. 103. — Syph. en 1872. — En 1882, troubles cérébraux; en 1883, perte de mémoire, absences, colères, réflexes rotuliens nuls.
E. 10 ans.

Obs. 104. — Syph. en avril 1873. — En octobre 1877, douleurs de l'œil droit, engourdissement du bras et de la jambe gauches.
E. 4 ans 6 mois.

Obs. 105. — Syph. vers 1863 ou 1864. En 1880, troubles intellectuels, torpeur, somnolence continuelle, amélioration par traitement spéc., puis rechute.

E. 16 ans.

Obs. 106. — Syph. en 1870. En 1876 paralysie des 2 sixièmes paires, puis paralysie de la 3e paire gauche, cécité de l'œil gauche. En 1877, troubles intellectuels, ictus avec convulsions. En 1879, état cérébral parfait.

E. 6 ans.

Obs. 107. — Syph. en 1859. — En 1870, céphalées, délire, hallucinations, amnésie. Février 1880, mort en démence.

E. 11 ans.

Obs. 108. — Syph. en 1866. — En 1877, céphalées occipitales atroces. En 1879, accès épileptiformes, travail difficile, état gâteux.

E. 11 ans.

Obs. 109. — Syph. en 1868. — En février 1883, aphasie subite, durée 1 heure; 2e accès, 15 jours après, avec hémipl. dr., langue déviée. — Août 1883, hémipl. guérie, mais embarras de la parole.

E. 15 ans.

Obs. 110. — Syph. en 1868. — En 1877, céphalées pendant 4 mois, hémipl. dr., aphasie ; en 1882, marche en fauchant, difficulté de l'écriture.

E. 9 ans.

Obs. 111. — Syph. 1871. — En juin 1881, 2 crises d'étourdissement,

— Commencement de juillet s'éveille étourdi, paralysie de l'oreille gauche, quelques absences.
E. 10 ans.

Obs. 112. — Syph. en 1870.— En octobre 1875, troubles de la vue; novembre mydriase g. persistant jusqu'en avril 1876. Revu en novembre 1882, parésie g.; signes de tabès.
E. 5 ans.

Obs. 113. — Syph. en 1871.— En 1880, céphalées. Septembre 1880, ictus; octobre, nouvel ictus; décembre, deux ictus, mémoire affaiblie.
E. 9 ans.

Obs. 114. — Syph. en 1872. — En 1879, vertiges, étourdiss. sans céphalées, troubles visuels. En 1880 vertiges au moindre effort intellectuel.
E. 7 ans.

Obs. 115. — Syph. en septembre 1865. — En 1871 hémipl. subite résolution en quelques jours. En 1871-1872, troubles cérébraux, vertiges. En septembre 1876, pertes de mémoire; en octobre double névrite optique (*diagn. Galezawky*) tumeur cérébrale probable du pedoncule cérébelleux. — Février 1877, hémipl. légère g.; crises épileptiques. — Mai 1878, mort avec troubles intellectuels, amnésie, gâtisme.
E. 6 ans.

Obs. 116. Syph. en 1858. En 1864. hémipl. dr.; céphalées.
E. 6 ans.

Obs. 117. — Syph. en mai 1865. — Janvier 1868, hémipl. droite, sans perte de connaiss. Guérison ; plus tard, surdité g.

E. 2 ans 8 mois.

Obs. 118. — Syph. en 1870. — Commencement de janvier 1880, paralysie du bras droit survenue progressivement en 8 jours, puis la face et la jambecorresp. se prennent. Mort tuberculeux en février 1880.

E. 10 ans.

Obs. 119. — Syph. en 1860. — De 1876 à 1881, vertiges et attaques congestives, embarras de la parole. — Janvier 1881, déglutition impossible, hémipérésie alterne, ptosis g. hémianesthésie alterne incomplète. guérie. — Janvier 1884, léger affaiblissement intellectuel.

E. 16 ans.

Obs. 120. — Syph. en 1869. — Juillet 1875, céphalées ; décembre, hémipl. dr. *faible*, dimin. de la mémoire ; écriture difficile. En 1878, guérison absolue.

E. 6 ans.

Obs. 121. — Syph. en novembre 1879. — Mai 1882, ictus apopl. hémipl. g., parole embarrassée, amélioration rapide. Janvier 1883, vertiges avec chute et perte de connaissance.

E. 2 ans 7 mois.

Obs. 122. — Syph. vers 1865 ou 1866. — Depuis janvier 1877 plusieurs crises épileptiformes.

E 12 ans.

Obs. 123. — Syph. en 1867. — En 1878 diplopie et amblyopie progressive, début de tabès.

E. 11 ans.

Obs. 124. — Syph. vers 1866 ou 1867. — En 1870, hémipl. gauche ayant duré 2 heures ; février 1880, vertiges, faiblesse des jambes, diminution de la mémoire.

E. 3 ans 6 mois.

Obs. 125. — Syph. vers 1881. — Juin 1884, hémiplégie, paralysie faciale droite, durée 15 jours. En mars 1880, reste de paralysie de la 6e paire droite, et un peu d'amnésie.

E. 3 ans.

Obs. 126. — Syph. Paralysie générale après la 15e année de l'infection.

E. 15 ans.

Obs. 127. — Syph. en 1870. — Avril 1880, crise de grand mal épileptique. Depuis lors très fréquentes, crises de petit mal.

E. 9 ans 9 mois.

Obs. 128. — Syph. en 1872. — Hémiplégie droite incomplète en 1876, troubles de la vue, mydriase droite, aphasie.

E. 4 ans.

Obs. 129. — Syph. en 1867. — En 1879, céphalées, étourdissements, affaiblissement intellectuel.

E. 12 ans.

Obs. 130. — Syph. en 1874. — En 1878, 1879, 1880, céphalées. Janvier 1881, hémiplégie droite, guérison. Février, mars, nouveaux accès. Mai, crise avec tremblement ; juillet, crises d'anéantissement.

E. 4 ans.

Obs. 131. — Syph. en 1853. — En 1866, perforation de la cloison palatine. Février 1871, accès de vertiges. Février 1872, 3 accès de fourmillements dans les membres; vertiges, le dernier accès avec paralysie faciale droite, embarras de la langue.

E. 13 ans.

Obs. 132. — Syph. en 1863. — Avril 1870, exostoses crâniennes, monomanie de suicide et d'homicide ayant duré 3 mois (l'exostose guérit et reparaît).

E. 7 ans.

Obs. 133. — Syph. en 1866. — Septembre et décembre 1872, crises d'aphasie, ne durant que quelques instants (guérison rapide par KI). Commencement de mai, diplopie au réveil, durée quelques minutes, disparaît dans la journée.

E. 6 ans.

Obs. 134. — Syph. en 1867. — Septembre 1873, douleurs céphaliques vagues vers le soir, douleurs dans les membres et les lombes, impossibilité de lire et de travailler intellectuellement.

E. 6 ans.

Obs. 135. — Syph. en 1856 ou 1857. — Juin 1859, se réveille avec céphalées, gêne de la parole et de tout le côté droit; tout cela disparaît graduellement. En septembre 1861, mêmes accidents. Juin 1863, verges, bourdonnements auriculaires droits, affaiblissement de la mémoire et de l'intelligence. Vers 1873, paralysie, 6e paire droite, diplopie, strabisme.

E. 2 ans et 6 mois.

Obs. 136. — Syph. 1862. — En novembre 1873, hémiplégie faciale droite, embarras de la parole, œil ne se fermant qu'à moitié, quelque temps avant, incertitude de la marche, affaiblissement intellectuel.
E. 11 ans.

Obs. 137. — Syph. en 1859. — En 1870, changement de caractère. Novembre 1870, attaques de quelques minutes, laissant un peu de paralysie de la langue. 1871-1872, nouvellesattaques, diminution intellectuelle, léger exorbitisme gauche.
E. 11 ans.

Obs. 138. — Syph. en 1860. — En octobre 1873, en janvier et février 1874, vraies attaques d'aphasie durant 1/2 d'heure, amnésie, et cela précédé depuis plusieurs mois de troubles intellectuels et de céphalées.
E. 13 ans.

Obs. 139. — Syph. en 1869. — En 1873, céphalées intenses (guérson par KI). Mars 1874, vertiges subits, parésie gauche, guérison presque complète par traitement spécifique.
E. 4 ans.

Obs. 140. — Syph. en 1863. — En 1872, paralysie, 3e paire droite, (guérison par KI). 1873, paralysie de la branche supérieure de la 5e paire gauche. — En avril 1874, mélancolie, syphilomanie, idée de suicide, aliénation complète, (*prédisposition de la part du sujet*).
E. 9 ans.

Obs. 141. — Syph. vers 1868. — En 1873, céphalalgies, strabisme nt. de l'œil g. diplopie, gêne de la parole, convulsions, hémipl. complète g. guér. abs. par tr. mixte.
E. 5 ans.

Obs. 142. — Syph. en 1870. — En 1873, céphalées, perte de conscience, amnésie, affaibliss. intellectuel, guérison presque complète par tr. mixte.

E. 3 ans.

Obs. 143. — Syph. très probable en 1852. —Vers octobre 1876, vertiges défaillances, disparition, récidives.

E. 24 ans.

Obs. 144. —Syph. vers 1851. — Novembre 1874, hémipl. g. précédée de quelques prodromes, rien à la face, amélioration consid. par tr. sp.

E.2 3 ans.

Obs. 145. — Syph. en 1871. En 1874, bizarrerie de caractère, crise de démence. — En 1876, paralysie générale confirmée.

E. 3 ans.

Obs. 146. —Syph. vers 1861. — En 1865-1866, hémipl. — En 1870-1871, doul. fulg. dans les membres, marche troublée.

E. 4 ans 6 mois.

Obs. 147. — Syph. en 1855. — En 1875, céphalées, faiblesse muscul. névrite optique, affaibliss. du sens génital.

. 20 ans.

Obs. 148. — Syph. en 1870. — En 1873-1874, hémipl. g. — En 1878, reste léger de cette hémipl. affaibliss. de la mémoire.

E. 3 ans 6 mois.

Obs. 149. — Syph. en 1873. — En 1876, sensation de vertiges (croit toujours tomber d'un côté ou d'un autre).

E. 3 ans.

Obs 150. — Syph. en 1875. — Novembre, 1877, hémipl. g., face indemne; milieu de 1878, marche mais péniblement, commence à pouvoir écrire.

E. 2 ans.

Obs. 151. — Syph. en 1868. — Milieu de 1878 amnésie, incohérence, aspect effaré, troubles intellectuels.

E. 10 ans.

Obs. 152. — Syph. en 1868. — En 1876, accès d'aphasie, soudain et temporaire, depuis lors plus de vingt accès semblables, guér. pendant quelques mois. En avril 1879, ictus congestif, perte de connaissance, parole hésitante.

E. 8 ans.

Obs. 153. — Syph. en 1870. — En 1876, crises épileptiques se répétant pendant les nuits (une nuit octobre 1878, 31 crises). En 1878, faiblesse du côté droit, céphalées. En décembre 1878, cécité complète la vue d'ailleurs baissait depuis 1877)*Nystagmus, mydriase des deux pupilles, double névrite optique*).

E. 6 ans.

Obs. 154. — Syph. en 1876. — En août 1878, hémipl. dr. subite complète, sans hémianesthésie. — En 1879, marche bien, mais difficulté pour serrer.

E. 2 ans.

Obs. 155. — Syph. 1865. En 1877, névralgies faciales droites.
E. 12 ans.

Obs. 156. — Syph. en 1863. — En 1876, céphalées, affaibliss. de la vue, imposs. de lire; au bout d'un certain temps, début de surdité à gauche, atrophie papillaire, les frictions mercurielles amènent une guérison presque complète.
E. 13 ans.

Obs. 157. — Syph. en 1864. — En 1876, état nerveux, céphalées diminuant par le décubitus, quelques vertiges.
E. 12 ans.

Obs. 158. — Syph. en 1871. — Juin 1879, paralysie de la 4e p. dr., précédée de quelques étourdissements.
E. 8 ans.

Obs. 159. — Syph. en 1872. — En août 1879, épilepsie. En avril 1880, tête lourde, embarras de la parole, vertiges, affaibliss. visuel, tendance à la somnolence, défaillance de mémoire; oublie immédiatement ou il dépose un objet.
E. 7 ans.

Obs. 160. — Syph. en 1870. — Septembre 1878, aphasie avec ictus, affaiblissement intellectuel, incapacité complète de travail.
E. 8 ans.

Obs. 161. — Syph. en 1868. — En décembre 1879, céphalées intenses, aphasie, paralysie faciale droite; cécité du côté correspondant.
E. 11 ans.

Obs. 162. — Syph. en 1876. — Mars 1880, aphasie subite, déviation de la langue, durée 8 jours. En mai, nouvelle attaque de quelques heures; affaiblissement de la mémoire.

E. 4 ans.

Obs. 163. — Syph. vers 1843. — En mai 1880, céphalées, hébétude, vertiges et *diplopie* ne durant que 15 jours.

E. 37 ans.

Obs. 164. — Syph. vers 1862 ou 1863. — En janvier 1880, hémiplégie gauche précédée d'étourdissements; en juin, guérison presque complète; jambe un peu lourde, rien à la face, maladresse de la main gauche.

E. 18 ans.

Obs. 165. — Syph. en 1862. — Juin 1879, embarras subit de la parole, engourdissement de la main droite; le tout durant 10 mois; en 1880, présente d'ailleurs à la langue une ulcération spécifique.

E. 17 ans.

Obs. 166 — Syph. en 1867. — Mai 1877, céphalées violentes, paralysie oculaire, ambliopie gauche. En 1878, cécité complète et progressive de cet œil, affaiblissement oculaire droit (*atrophie complète de la papille gauche et incomplète de la papille droite. Galezowsky*).

E. 10 ans.

Obs. 167. — Syph. en 1865. — En 1870, commence la paralysie du membre inférieure gauche augmentant progressivement. En 1874, paralysie 6e paire droite. En 1880, traîne la jambe gauche, sensibilité intacte, reste de la paralysie de la 6e paire droite.

E. 5 ans.

Obs. 168. — Syph. en 1851. — En 1879, plusieurs crises d'aphasie qui continuent en 1880.

E. 28 ans.

Obs. 169. — Syph. en 1867. — En 1881, affaiblissement des membres supérieurs, maladresse des mouvements, inégalité pupillaire.

E. 14 ans.

Obs. 170. — Syph. en 1869. — A partir de 1873, vertiges, étourdissements.

E. 4 ans.

Obs. 171. — Syph. en 1870. — En octobre 1881, ictus avec paralysie du bras et de la jambe droites, précédé de céphalées depuis 3 ans.

E. 11 ans.

Obs. 172. — Syph. en 1876. — En 1880, chutes. En 1882, nouvelles chute, s'effondre pour ainsi dire sous lui-même, durée quelques secondes, vertiges fréquents.

E. 4 ans.

Obs. 173. — Syph. en 1873. — En septembre 1882, hoquet durant 2 jours, étouffements le 3e jour, crise épileptoïde avec perte de connaissance ; les crises se renouvellent fréquemment dans la même journée. L'année précédente avait eu une hémiplégie faciale droite ayant duré 3 semaines.

E. 8 ans.

Obs. 174. — Syph. en 1877. — En octobre 1881, céphalées atroces.

E. 4 ans.

Obs. 175. — Syph. en 1879. — En mai 1882, insomnies, tremblement fibrillaire de la langue, pupilles inégales, bégaiement, difficulté pour le travail, puis état délirant, émission involontaire des urines, somnolence, etc.

E. 3 ans.

Obs. 176. — Syph. en 1876. — En septembre 1881, hémiplégie droite durant 1/4 d'heure, cessant 3 ou 4 fois dans la même journée, et confirmée nettement le lendemain. Guérison presque complète par traitement énergique.

E. 5 ans.

Obs. 177. — Syph. en 1878. — En juin 1881, se réveille hémiplégique gauche, guérison absolue au bout de 2 ou 3 mois, mais l'intelligence est amoindrie.

E. 3 ans.

Obs. 178. — Syph. en 1862. — En mai 1882, hémiplégie droite ne durant que quelques mois; en novembre, accès d'aphasie durant quelques heures; tout cela précédé de céphalées.

E. 20 ans.

Obs. 179. — Syph. 1868. — En 1882, véritable crise épileptique.

E. 14 ans.

Obs. 180. — Syph. 1868. — Hémiplégie droite en 1883.

E. 15 ans.

Obs. 181. — Syph. 1879. — En 1882, céphalées; en juin vertiges, paralysie linguale, perte de connaissance; juillet, août, septembre, nouveaux accès (3), hémiparésie alternante; en octobre, diplopie de 8 semaines; un matin, double strabisme; décembre, nouvel accès; janvier 1883, crise nouvelle, équilibre instable, amnésie, insomnie.

E. 3 ans.

Obs. 182. — Syph. 1875. En 1882, hémiplégie gauche, guérie rapidement par l'idiore de potassium.

E. 7 ans.

Obs. 183. — Syph. 1855. — En 1876, hémiplégie droite guérie en 15 jours par K I.

E. 21 ans.

Obs. 184.— Syph. 1871.— Hémiplégie gauche en 1875, guérison par K I.

E. 4 ans.

Obs. 185. — Syph. 1872. — En 1882, étourdissements perpétuels En 1883, guérison presque complète.

E. 10 ans.

Obs. 186. — Syph. 1872. — En 1878, troubles cérébraux (paralysie faciale, paralysie de la langue.)

E. 6 ans.

Obs. 187.— Syph. 1874.— En 1881, accès multiples d'hémipl. dr. éphémères, chaque accès durant 3 heures. En 1883, lourdeur de la tête.

E. 7 ans,

Obs. 188. — Syph. en 1867. — En septembre 1883, difficulté de parole, céphalées, inégalité pupillaire.
E. 16 ans.

Obs. 189. — Syph. 1867. Vers octobre 1883, vertiges, hémipl. passagère, inég. pupillaire, surdidé.
E. 16 ans.

Obs. 190. — Syph. en 1858.— En 1878, hémipl., pl. tard tabès.
E. 20 ans.

Obs. 191. — Syph. en 1878. — En 1883, perte subite de la parole.
E. 5 ans.

Obs. 192.— Syph. 1864. — En 1884, amnésie complète (incapacité de donner le moindre renseignement.)
E. 20 ans.

Obs. 193. — Syph. 1880. — En mars 1884, étourdiss. quotidiens, tombe même 2 fois sans perte de connaissance, céphalées violentes, mydriase double.
E. 4 ans.

Obs. 194. — Syph. 1881. — Novembre 1883, vertiges très fréquents, fatigue cérébrale après quelques heures de travail, lit sans comprendre.
E. 3 ans.

Obs. 195. — Syph. 1874. En 1884, difficulté de la parole et de la prononciation (aphasie légère).
E. 10 ans.

Obs. 196. Syph. 1863. — Mars 1884, accès épileptiformes, embarras de la parole. diff. pour le travail, trembl. des mains; troubles intell., insomnie, cauchemars (sympt. évidents de ramoll. céréb.).

E. 21 ans.

Obs. 197. — Syph. 1869. — En septembre 1882 par. 3e p. g.; juillet 1883, perte de connaissance de 20 minutes, embarras de la parole, réflexes anéantis; vers septembre, 2 accès convulsifs, épileptiformes, tremblement de la langue, ptosis gauche.

E. 13 ans.

Obs. 198. — Syph. 1879. — En mai 1881, nombreux accès d'hémipl. durant de 5 minutes à 1/4 d'h., jusqu'à 3 accès dans la même journée; l'hémipl. dr. est complète; au début des accès de paralysie a eu un accès d'aphasie et de nombreuses céphalées, amnésie, impuissance. En 1884, les crises continuent.

E. 3 ans et 5 mois.

Obs. 199. — Syph. Mars 1881. — Novembre et décembre 1885, accidents cérébraux (éblouissements, faiblesse, céphalées), mieux.

E. 4 ans 8 mois.

Obs. 200. — Syph. 1880. — Fin décembre 1884, diplopie persistante, paralysie 6e paire dr. Revu en septembre 1885, la diplopie persiste, malgré traitement.

E. 4 ans.

Obs. 201. — Syph. (*très probable vers avril* 1872). — Vers juillet 1877, paral. subite du muscle droit externe droit (diplopie, strabisme interne) tout cela disparaît en 6 semaines, en octobre paral. 6e p.

gauche. En mars 1878, pupille dr. pl. petite, contracture de la 3e paire droite. En juillet 1882, difficulté pour parler, réflexes rotuliens abolis à droite. En novembre 1883, attaque subite d'aphasie ne durant que quelques heures. En juillet 1885, ictus, aphasie, main droite raide; 3 semaines après, perte de connaissance, parole troublée, amnésie.
E. 5 ans.

Obs. 202. — Syph. en 1869. — En 1877, apparaissent des céphalées par crise qui continuent jusqu'en 1881. En septembre 1881, faiblesse dans le bras et la jambe droite, difficulté de la parole, le tout durant dix minutes ; 8 jours après, mêmes phénomènes, cette fois du *côté gauche*, céphalées persistantes.
E. 8 ans.

Obs. 203. — Syph. 1872. — En 1882, cinq ou six crises d'épilepsie vraie (sauf le cri initial). Dans la journée, sorte de brouillard devant les yeux, un peu d'obnubilation, les crises se multiplient de plus en plus.
E. 10 ans.

Obs. 204. — Syph. 1881. — En novembre 1883, perte presque complète de la parole, difficulté de la marche. En janvier 1885, céphalées tête affaiblie, amnésie, hypocondrie.
E. 3 ans.

Obs. 205. — Syph. 1881. — En juin 1884, hémipl. dr., aphasie, tout cela précédé de céphalées intenses *(lésion cutanée grave)*.
E. 3 ans.

Obs. 206. — Syph. 1872. — En 1880, cinq ou six accès de diplopie, début (?) d'ataxie.
E. 8 ans.

Obs. 207. — Syph. 1869. — En 1882, éblouissements, vertiges.
E. 13 ans.

Obs. 208. — Syph. 1869. — En 1879, hémipl. dr. avec aphasie, guérison. En 1884, surdité bi-latérale, intelligence abaissée. En 1885, réflexes exagérés, impuissance sexuelle, début de tabès (*syphili cérébro-spinale*).
E. 10 ans.

Obs. 209. — Syph. en 1878. — Au milieu d'août 1885, étant à cheval, congestion, bras et jambe gauches engourdis, pas de chute, sensibilité diminuée (*en résumé, hémiplégie légère*). Deux mois plus tard, céphalées intenses.
E. 7 ans.

Obs. 210. — Syph. 1862. — En 1881, encéphalopathie. En avril 1884, la céphalée n'a fait qu'augmenter, perte de connaissance par instants, parésie complète des 4 membres, absence de l'intelligence par moment, atrophie musculaire des 2 membres inférieurs. (Malgré tous ces symptômes le malade ne veut pas se traiter.)
E. 19 ans.

Obs. 211. — Syph. décembre 1880. — En juillet 1883, céphalées, chutes, hagard, rend mal compte de son état; janvier 1884, plusieurs évanouissements, affaibliss. de la mémoire ; en juillet hémiparésie dr.
E. 2 ans 7 mois.

Obs. 212. — Syph. 1870. — En 1884, douleurs orbitaires, frontale, péri-orbitaires, nasales, étourdiss. vertiges, persistants.
E. 14 ans.

Obs. 213. — Syph. janvier 1866. — En août 1870, hémipl. gauche, guérie en 15 jours. Les années suivantes, plusieurs exostoses. En 1875, paralysie double, du côté droit elle guérit en 10 jours, tandis que la paralysie gauche persiste à peu près complètement.

E. 3 ans 7 mois.

Obs. 214. — Syph. 1875. — En juin 1885, céphalées intenses ; fin septembre, hémipl. dr. survenue pendant la nuit avec aphasie ; guérison ; impuissance.

E. 10 ans.

Obs. 215. — Syph. 1872. — En 1878, bourdonnements et douleurs auriculaires. En décembre 1883, contracture subite du maxilliaire inf ; impossibilité de parler pendant quelques secondes. Vers juin 1884, 2 accès semblables avec perte de connaissance. En octobre 1884, difficulté de la parole, faiblesse des doigts à gauche. Commencement de 1885, légère amélioration par traitement mixte.

E. 6 ans.

Obs. 216. — Syph. en novembre 1880. — Fin mars 1883, céphalées, accès d'égarement suivis 2 jours après d'hémipl. g. complète (accompagnée de convulsions) ; guérison complète très rapide.

E. 2 ans 4 mois.

Obs. 217. — Syph. 1874. — En mai 1885, accès de diplopie durant 8 jours (paral. 6e p. dr.). Vers septembre 1885, récidive 6e p. dr. toujours plus faible.

E. 9 ans.

Obs. 218. — Syph. en octobre 1880. — En septembre 1884, hémipl. droite survenue la nuit. (Lucidité de l'esprit) ne dure que 3 jours. En octobre, la jambe est un peu lourde, présente plusieurs signes de tabès (*signe de Romberg*), douleurs fulgurantes dans les mains, faiblesse génitale.

E. 3 ans 11 mois.

Obs. 219. — Syph. 1868. — En mars 1881, perte de la mémoire, apla sie légère ; en juillet amnésie, délire démence absolue, (*d'ailleurs tous les signes de la paralysie générale des aliénés.*)

E. 12 ans 6 mois.

Obs. 220. — Syph. mai 1874. — Août 1884, embarras de la parole (oscille, trébuche, mémoire abolie), pas de céphalée, anéantissement de l'intelligence. En janvier 1885, la paralysie générale est nettement confirmée.

E. 9 ans 4 mois.

Obs. 221. — Syph. novembre 1877. — En décembre 1885, dérangement intellectuel, délire des persécutions, folie.

E. 8 ans.

Obs. 222. — Syph. 1873 (*jamais traitée*). — En janvier 1885, inégalité pupillaire, en avril démence complète (*a été interné chez M. le Dr Mesnet.*)

E. 12 ans.

Obs. 223. — Syph. janvier 1873. — Août 1879, perte subite de connaissance, parole embarrassée, mieux rapide, mais un peu de torpeur. En janvier 1880, à peu près guéri; fatigue rapidement lorsqu'il prête une attention un peu soutenue.

E. 6 ans 7 mois.

Obs. 224. — Syph. 1874. — Gomme du pied gauche en 1877. En 1885, faiblesse des 2 jambes et de la moitié gauche de la face, céphalées très vives, voix rauque.

E. 11 ans.

Obs. 225. — Syph. 1879. — En octobre 1885, diplopie, paralysie de la 6e p. dr.

E. 6 ans.

Obs. 226. — Syph. novembre 1878. — Septembre 1881, crise d'aphasie durant 1 heure; raconte avoir été paralysé 2 mois avant pendant 8 jours. Vers le milieu de mars 1882, paralysie 4e paire gauche; en 1885 et 1886, syphilides ulcéreuses multiples.

E. 2 ans 10 mois.

Obs. 227. — Syph. 1862. — En 1864, hémipl. dr. Vers 1865, apparaissent quelques douleurs fulgurantes; et en décembre 1885, paralysie 3e p. g. (*syphilis cérébro-spinale*).

E. 2 ans.

Obs. 2281. — Syph. en juillet 1881. — Mai 1884, mydriase droite avec léger ptosis; la pupille droite se contracte moins bien. En janvier 1885, ces phénomènes persistent à un degré très léger, un peu de paresse cérébrale.

E. 2 ans 9 mois.

Obs. 229. — Syph. 1878. — En avril 1884, se réveille complètement abruti, divaguant, tenant à peine sur ses jambes, comme un homme ivre. En 1885, la parole est scandée, embarrassée; amnésie, en résumé paralysie générale au début.

E. 6 ans.

Obs. 230. — Syph. novembre 1868. — Vers août 1881, céphalées intenses, vue troublée; perte de mémoire, travail difficile. En juillet 1884, diabète (les lésions cutanées ont été extrêmement graves et n'ont guère cessé).

E. 11 ans 9 mois.

Obs. 231. —Syph. octobre 1881. — En décembre 1884, commencent des éblouissements, s'accompagnant bientôt de quelques convulsions, qui, au milieu de 1885, finissent par devenir de vraies attaques d'épilepsie.

E. 3 ans 2 mois.

Obs. 232. — Syph. février 1882. — Septembre 1884, paral. 3° p. gauche qui ne dure que 3 semaines et qui a été précédée de céphalées intenses; 2 mois après, il ne reste qu'une légère mydriase correspondante.

E. 2 ans.

Obs. 233. — Syph. 1870. — En 1884, diplopie guérie par tr. mixte, en 5 ou 6 semaines. Au commencement de décembre 1885, nouvel accès de diplopie ayant duré 10 jours (les premiers accès ont été précédés de céphalées fréquentes).

E. 14 ans.

Obs. 234. — Syph. 1874. — Commencement de décembre 1883, hémipl. g. avec perte de connaissance. Le malade est revu en juin 1884, il présente encore un peu de faiblesse dans le bras g., mydriase droite, aff. intellectuel, amnésie :

E. 9 ans.

Obs. 235. — Syph. octobre 1872. — En juin 1882, perte de connaissance. En avril 1883, hémipl. g. évidente mais très légère, céphalalgie, somnolence.

E. 9 ans 9 mois.

Obs. 236. — Syph. avril 1879. — En 1881, céphalées intenses; elles persistent en 1882 et 1883. En 1884, difficulté de la parole., vertiges, parole hésitante, troubles intellectuels.

E. 2 ans.

Obs. 237. — Syph. en novembre 1875. — En juillet 1885, amnésie, embarras de la parole, incapacité complète pour les travaux intellectuels; en septembre l'embarras de la parole augmente (cependant pas de céphalée proprement dite), bourdonnements d'oreilles, mydriase droite, réflexes bons.

E. 9 ans 8 mois.

Obs. 238. — Syph. en 1877. — En mars 1883, mydriase droite. En octobre 1885, vertiges, diplopie, guérison; en novembre, diplopie croisée de l'œil gauche avec mydriase (paralysie partielle du moteur oculaire commun).

E. 6 ans.

Obs. 239. — Syph. en août 1882. — En novembre 1884, douleur à la nuque, incapacité de travail, aphasie du langage écrit. En 1885, guérison complète par tr. sp.

E. 2 ans 3 mois.

Obs. 240. — Syph. en juin 1879. — Commencement de mars 1883, hémipl. g. survenue pendant la nuit et guérie le lendemain. En 1885 mémoire et intelligence affaiblies, travail intellectuel nul, parésie du membre supérieur gauche.

E. 2 ans 10 mois.

Obs. 241. — Syph. mai 1873. — En juillet 1881, pris dans la nuit d'une attaque d'épilepsie *vraie*. En décembre 1881, 2 crises analogues ; depuis ce temps, vertiges, brouillard, devant les yeux.

E. 8 ans 2 mois.

Obs. 242. — Syph. en juin 1878. — Traitement très insuffisant. En avril 1882, en se levant, paralysie compl. des 4 membres, sans perte de connaissance, amnésie, mais pourtant la paralysie est plus accentuée à gauche ; le traitement par K I amène une amélioration très notable, le 1er juin nouvelle attaque mais plus forte, accompagnée cette fois de ptosis gauche. En janvier et février 1883, guérison presque complète ; cependant intelligence un peu diminuée, amnésie légère. En 1884, tout rentre dans l'ordre ; la mémoire seule n'est pas entièrement revenue.

E. 3 ans, 10 mois.

Obs. 243. — Syph. juillet 1875. — En avril 1878, douleurs intenses dans le côté droit du cou. — Janvier 1879, accès d'aphasie durant 10 minutes ; 5 ou 6 jours après 2e accès plus court que le premier. Milieu de janvier 1880 (un an après), 2 accès d'aphasie ayant duré, une minute, céphalées persistantes, étourdissements.

E. 2 ans 9 mois.

Obs. 244. — Syph. en 1861. — A partir de cette époque a de fréquentes céphalées ; en 1883, accès d'aphasie suivi d'une crise épileptiforme ; 4 mois après, nouvelle attaque d'aphasie, accompagnée cette fois d'amnésie ; depuis, la mémoire est considérablement diminuée.

E. 22 ans.

Obs. 245. — Syph. en 1869. — 2 ans après, céphalées nocturnes, occupant le sommet de la tête; courant 1881, tremblement de la jambe droite, début de tabès.

E. 2 ans.

Obs. 246. — Syph. en 1867. — En 1871, hémiplégie droite (*à la suite d'une fièvre typhoïde*), rapide guérison; au bout de 6 mois, nouvelle hémiplégie; mais *à gauche*. Au bout d'un an, amélioration, mais le membre inférieur est encore légèrement paralysé.

E. 3 ans.

Obs. 247.— Syph. 1877. — Mars 1881, s'aperçoit tout à coup qu'il ne peut plus fermer la paupière supérieure gauche. Strabisme externe, diplopie, mydriase; guérison presque complète en peu de jours par traitement mercuriel.

E. 4 ans.

Obs. 248. — Syph. 1868. — En 1878, étourdissements, céphalées qui deviennent vers 1880, atroces; depuis cette époque névralgie trifaciale gauche.

E. 10 ans.

Obs. 249. — Syph. 1863. — En 1877-1878, apparaissent en même temps que des lésions cutanées graves, des troubles cérébraux qui aboutissent à une folie syphilitique, avec tous ses symptômes.

E. 14 ans 6 mois.

Obs. 250. — Syph. en 1869. — Vers 1877-1878, apparaissent des céphalées frontales (*diurnes*). En août 1879, étourdissements accompagnés de chutes; diminution des forces dans les membres, sans paralysie vraie, tout au plus, légère parésie à droite.

E. 8 ans.

Obs. 251. — Syph. en 1872. — En septembre 1880, hémiplégie droite subite avec ictus ; guérison presque absolue par traitement spécifique.

E. 8 ans.

Obs. 252. — Syph. en 1871. — En 1878, céphalées, qui diminuent jusqu'en juin 1880 ; à ce moment, elles reparaissent, et subitement chute de la paupière supérieure droite, diplopie, mydriase droite et hémiplégie faciale *gauche*.

E. 7 ans.

Obs. 253. — Homme de 31 ans. — Syph. à 20 ans, à 29 ans, commencent les attaques d'épilepsie.

E. 9 ans.

Obs. 254. — Syph. 1854. — En 1877, céphalées, insomnies, vertiges, amblyopie, diplopie, paralysie 5e paire gauche ; le tout guéri au bout d'une année par traitement spécifique. En 1879, céphalalgie fronto-pariétale ; ictus cérébral en 1880, hémiplégie droite légère, aphasie, anéantissement intellectuel ; guérison graduelle et complète par traitement spécifique.

E. 23 ans.

Obs. 255. — Syph. en 1860. — En 1871, hémiplégie gauche accompagnéede phénomènes de folie ; entré à Ste-Anne, guérison, au bout de 7 mois, complète. En 1877, céphalées frontales, vertiges, chutes (mais sans perte de connaissance).

E. 11 ans.

Obs. 256. — Syph. en 1870. — En septembre 1876, troubles de la vue, diminution de l'acuité visuelle, s'accompagnant de douleurs le long de la colonne vertébrale (S. cérébros-pinale prob.)

E. 6 ans.

Obs. 257. — Syph. en 1865. Milieu d'août 1874, pendant la nuit, attaque apoplectiforme, paralysie alterne (*mydriase droite et face paralysée à gauche*). Guérison. En 1879 (5 ans plus tard), céphalées; nouvelle hémiplégie alterne, paralysie de la face à gauche; paralysie du bras et de la jambe à droite; mort quelques temps après.

Autopsie. — Sur la partie moyenne et antérieure de la protubérance cicatrice déprimée. Pyramide antérieure gauche rouge, hypertrophiée.

E. 9 ans.

Obs. 258. — Syph. en décembre 1879. — En septembre 1880, hémiplégie flasque, mais coïncidant avec un rhumatisme.

E. 9 mois.

Obs. 259. — Syph. en 1864. — En juillet 1875, hémiplégie droite avec ictus, précédée de céphalées intenses et continues.

E. 11 ans.

Obs. 260. — Syph. en 1867. — En 1876, paralysie faciale gauche complète, globe oculaire compris.

E. 9 ans.

Obs. 261. — Syph. en 1860. — En décembre 1877, attaques épileptiformes fréquentes.

E. 17 ans.

Obs. 262. — Syph. en 1866. En mai 1878, étourdissements ; vers le milieu du même mois, commencent de vraies crises épileptiques.

E. 12 ans.

Obs. 263.— Syph. en 1862.—En 1871, hémiplégie gauche complète; au bout de 2 ans, la guérison est presque absolue. En 1878, on n'observe plus chez le malade que de la céphalée.

E. 9 ans.

Obs. 264. — 46 ans, folie en 1858 (soigné à Bicêtre), prend la syphilis en 1871, et 7 à 8 mois après, nouvelle attaque de folie; entre de nouveau à Bicêtre, en sort guéri, mais céphalées intenses. Vers le courant de 1877, premiers phénomènes de tabès.

E. 7 ou 8 mois (*phénomènes cérébraux antérieurs.*)

Obs. 265. — Syph. en 1870. — 1877, début d'une pseudo-paralysie générale (*paraplégie, difficulté pour trouver certains mots, amnésie,* imbécilité). Revu en janvier 1880. Mieux sensible.

E. 7 ans.

Obs. 266.— Syph. en 1871.— Aucun traitement. En 1874, étourdissements, vertiges, obnubilation de la vue. En mars 1877, ictus résolutif sans chute, mais anéantissement de 24 heures; au bout de ce temps, véritable hémiplégie gauche *flasque*. En février 1878, main gauche un peu contracturée, fauchement de la jambe gauche.

E. 3 ans.

Obs. 267. — Syph. en 1871. —Commencement de 1877, troubles intellectuels (*cherche ses mots, semble continuellement en état d'ébriété, nuages devant les yeux*). 9 février, crispation des 2 bras et de la moitié gauche de la face; en juin, reste de paralysie faciale légère.

E. 6 ans.

Obs. 268. — Syph. en 1870. — Fin juillet 1877, céphalalgie intense ; quand un matin, il se réveille avec une parésie incomplète gauche. Milieu de janvier 1878, contracture des fléchisseurs du bras gauche, même phénomène du côté du pied, amnésie légère.

E. 7 ans.

Obs. 269. — Syph. en 1875. — En décembre 1877, sans prodrôme aucun, tombe, sans perte de connaissance, hémiplégique gauche et aphasique.

E. 2 ans.

Obs. 270. — Syph. en 1880. — En février 1882, céphalées, insomnie, bourdonnements d'oreille continuels à droite, tendance à chuter, très amélioré par Tr. sp.

E. 2 ans.

Obs. 271. — Syph. juillet 1878. — En janvier 1883, parole hésitante, vision affaiblie (*surtout accommodation difficile*), vertiges ; la céphalée ne l'a presque jamais quitté depuis la syphilis. — Guérison presque absolue par K I.

E. 4 ans 6 mois.

Obs. 272. — Syph. en juillet 1870 (*aucun traitement*). — En 1880, syncope terminée par pleurs et rires, alcoolisme léger (?), nerveux, habitudes d'onanisme. — En 1882, vertiges presque continus.

E. 10 ans.

Obs. 273. — Syph. en 1863 (21 ans). — En 1878, vertiges, étourdissements d'abord, puis attaques vraies d'épilepsie.

E. 15 ans.

Obs. 274. — Syph. en 1879 (H. de 40 ans). — Le 3 juin 1881 au réveil, hémpl. dr.

E. 2 ans (40 ans).

Obs. 275. — Syph. en 1875. — Novembre 1879, hémipl. g. persistante.
E. 4 ans.

Obs. 276. — Syph. en 1877. 1er avril 1879, tombe subitement dans le coma, hémipl. g. — En octobre, contracture de ce côté des muscles fléchisseurs, plus accentuée au membre supérieur.
E. 2 ans.

Obs. 277. — Syph. en juin 1881. — *Quelques mois après*, hémipl. dr., survenue en trois jours. Mort en Février 1882.
Autopsie. — Adhérences de la dure mère aux circonvolutions (partie postérieure de la scissure inter-hémisphérique) ramollissement, gros comme une noisette, au niveau de la capsule interne et du noyau caudé.

Nous n'avons pas classé cette observation parmi celles se rapportant à la *syphilis cérébrale précoce,* quoiqu'elle appartienne réellement à cette catégorie, la date précise nous manquant.

E. Quelques mois. *Précoce.*

Obs. 278.— Syph. en 1868 (*buveur*). — En 1874, monoplégie brachiale subite sans ictus, durée 10 minutes. En 1875, 2 attaques d'épilepsie, durée 20 minutes. Depuis 1878, 2 attaques semblables, céphalalgies, vertiges.
E. 6 ans.

Obs. 279. — Syph. en 1867. En septembre 1882, parésie progressive droite, parole embarrassée, caractère changé, réflexe rotulien exagéré à droite.
E. 15 ans.

Obs. 280. — Syph. en 1879. — En 1882, irascibilité, idée de suicide, céphalées. En janvier, février, mars, avril, névralgie trifaciale droite. En mai, ictus, hémipl. subite gauche, guérison le lendemain ; mais hémipl. droite, qui, un mois après, n'existe plus que très légèrement.
E. 3 ans.

Obs. 281. — Syph. en 1848. — En octobre 1879, vertiges, étourdissements, plusieurs pertes de connaissance incomplètes, tout cela précédé de divers phénomènes cérébraux (*lésions spécifiques multiples en même temps*).
E. 31 ans.

Obs. 282. — Syph. en 1875. — Hémipl. dr. en 1878, aphasie, et en mai 1879, *paralysie glosso-labio-laryngée* avec tout son cortège.
E. 3 ans (homme 38 ans.)

Obs. 283. — Syph. en 1878. — En mars 1882, céphalées, troubles de la vue; huit jours après, chute, hémpleg. g., parole embarrassée, amnésie, contracture légère du côté paralysé.
E. 4 ans.

Obs. 284. — Syph. 1876. — En 1881, céphalées intenses, hémipl. dr. subite, aphasie, amélioration par KI. En mai 1882, il n'existe plus qu'un peu de surdité droite et un peu d'embarras de la parole, tout cela amélioré rapidement par KI.
E. 5 ans.

Obs. 285. — Syph. en 1870. — En 1877, perte subite de connaissance sans paralysie, mais troubles choréiformes à la suite. Vertiges, amnésie.
E. 7 ans.

Obs. 286. — Syph. en février 1875. — En juin 1876, douleurs vives dans une épaule ne survenant que la nuit; février 1878, 2 *crises* subites (raideur subite, tétaniforme de la cuisse gauche); huit jours après, 3e crise. Le 1er avril, troubles choreiques de la main dr., survenant au moindre mouvement; troubles de la parole, crispations de la face et de la langue, bouche deviée à droite, mydriase droite, pas de céphalées,

E. 1 an 5 mois (??).

E. 3 ans 2 mois.

Obs. 287. — Syph. en janvier 1881. — Avril 1882, tremblements nerveux, dilatation de l'estomac. En août 1882, à plusieurs reprises, impossibilité de parler et d'écrire. Le 27 août, paralysie incomplète du côté gauche, mais avec perte absolue de connaissance; hémi-anesthésie, embarras de la parole. En mars 1884, le malade revu, présente une amélioration considérable, cependant hyperesthésie du côté gauche.

E. 15 à 19 mois.

Obs. 288. — Syph. à la fin de février 1876. — En janvier 1878, maladresse des mains de temps à autre; en juin, à deux reprises et sans cause aucune, impossibilité d'écrire.

En janv. 1880, difficulté pour écrire, mais permanente cette fois, mémoire affaiblie, cerveau troublé.

E. 1 an 11 mois.

Obs. 289. — Syph. en septembre 1874. — En 1877, céphalées durant pendant huit jours jusqu'en novembre.

En décembre hemiplégie incomplète survenue pendant la nuit; mieux rapide.

E. 3 ans.

Obs. 290. — Syph. vers 1868. — En 1882, la vue commence à s'affaiblir, le malade peut à peine lire, il voit par exemple un mot dans une phrase, mais le reste est complètement brouillé; le réflexe rotulien droit est presque nul. Début d'ataxie, dont les phénomènes cérébraux ouvrent la scène.

E. 14 ans.

Obs. 291. — Syph. en 1860 (homme de 60 ans). — En janvier 1885, affaiblissement de la vue. M. de Wecker, diagnostique une atrophie grise.

E. 25 ans.

Obs. 292. — Syph. en 1864. — En mars 1885 (43 ans), deux attaques à quinze jours de distance l'une de l'autre, sans perte de connaissance. Pendant ces crises, le malade ne pouvait plus parler, elles étaient accompagnées d'une hémiplégie droite ayant duré 20 minutes; la parole était très embrouillée. En juillet, le malade est irritable, impatient, le caractère est changé, la mémoire est diminuée, la parole embarrassée; la langue frémissante; la main affectée de tremblement; les pupilles inégales (Paralysie générale au début).

E. 21 ans.

Obs. 293. — Syph. en 1868. — En 1875, accès de diplopie ayant duré quatre ou cinq jours. En même temps, hémi-anesthésie gauche complète pendant 4 ou 5 ans. (Le malade habitué à monter à cheval ne sentait plus sa monture du côté gauche.) Anesthésie de la face du même côté.

Le 5 mai 1883, perte de connaissance.

Travail difficile, lourdeur de tête.

E. 7 ans.

Obs. 294. — Syph. au milieu de janvier 1878. — En octobre 1882, accès subit de parésie droite occupant la face, la langue et le membre supérieur. Le traitement ioduré rétablit la parole au bout de huit jours, la guérison est progressive et finit par être complète. En mai 1883, un véritable accès de bredouillement. En 1885, aucun symptôme morbide

E. 4 ans 9 mois.

Obs. 295. — Syph. en 1874. — Fin de 1880 et courant de 1881, bou r donnements d'oreille, faiblesse visuelle droite, mydriase de ce côté. Le caractère est changé, devenu irritable, pleure sans motif, la mémoire diminue. Tous ces phénomènes augmentent d'intensité jusqu'en janvier 1884, où alors le malade est pris de vertiges, d'une douleur frontale intense et limitée au côté droit; en même temps l'intelligence a subi de notables changements, le malade passe alternativement des sentiments de colère et d'irritabilité à des sentiments affectueux exagérés; en même temps idées de suicide. En 1885, le diagnostic de pseudo-paralysie générale est nettement confirmé.

E. 6 ans.

Obs. 296. — Syph. en 1868 à l'âge de 21 ans. — En 1880 (33 ans), étourdissements, vertiges, bourdonnements d'oreille, le tout accompagné quelquefois de vomissements.

E. 12 ans.

Obs. 297. — Syph. en 1879. — 23 octobre 1885, subitement diplopie. Paralysie de la 6e paire droite.

E. 6 ans.

Obs. 298. — Syph. en 1880. — En 1884, diplopie durant 5 mois. En décembre 1884, apparaissent de véritables signes de tabès confirmé (douleurs en ceinture, érection diminuée, oscillation les yeux fermés, les réflexes assez bons).

La diplopie dans cette observation n'a étéque le prologue du tabès.

E. 4 ans.

Obs. 299. — Syph. en 1874. — En octobre 1885, faiblesse dans les deux membres inférieurs ; de la moitié gauche de la face. Céphalées, lourdeurs de tête insupportables, la parésie de la jambe gauche disparaît assez rapidement.

E. 11 ans.

Obs. 300. — Syph. en 1862. — En 1864, hémiplégie droite. En 1865, douleurs fulgurantes des plus typiques dans les membres inférieurs. Paralysie de la 3e paire gauche, ptosis du même côté. Indépendamment de ces phénomènes propres au cerveau, il en existe d'autres tenant à des lésions médullaires. (Troubles de la miction, urine mal, attend longtemps pour uriner ; oscillations, etc.) Le malade revu en 1886, présente une amélioration très-notable grâce au traitement spécifique, dans les douleurs fulgurantes et la paralysie.

E. 2 ans.

Obs. 301. — Syph. en 1873.— En 1884, douleurs sciatiques, douleurs fulgurantes occupant les membres inférieurs. Guérison rapide. En mars 1885, névralgie du trijumeau droit, paralysie du facial et du moteur oculaire externe droit, surdité correspondante, diplopie. (*Les phénomènes médullaires ont précédé les manifestations cérébrales.*)

E. 11 ans.

Obs. 302. — Syph. en 1876. — En 1883, change de caractère, devient irascible. En 1884, se réveille un matin dans un état délirant complet qui nécessite son internement dans une maison de santé, rue de

Picpus, d'où il sort au bout de six semaines guéri. Peu de temps après, affaiblissement intellectuel considérable, troubles de la parole, abrutissement complet aboutissant bientôt au gâtisme.

E. 7 ans.

Obs. 303. — Syph. en 1877. — A la fin de novembre 1884, paralysie de la 6e p. droite, diplopie. Ces phénomènes se sont améliorés rapidement. Depuis 4 ans, le malade se plaignait de vives douleurs en éclair dans les tibias.

E. 7 ans.

Obs. 304. — Syph. en juillet 1882 (*Chancre induré du doigt.*) — En mars 1884, perte subite de connaissance ayant duré 20 minutes. Six mois après, même accident; deux autres semblables depuis ; la dernière en juin 1885.

Le malade a eu de la diplopie, il est sujet à des étourdissements ; la mémoire est diminuée, l'intelligence affaiblie, l'écriture indéchiffrable.

E. 20 mois.

Obs. 305. — Syph. en 1853. — En 1869, strabisme de l'œil droit accompagné de diplopie, guéri au bout de deux mois, par trait. sp. Mais depuis ce moment cécité progressive de l'œil gauche.

E. 16 ans.

Obs. 306. — Syph. en 1875. — Dans la nuit du 25 mars 1882, accès épileptiforme suivi le lendemain d'une impossibilité complète de parler, le soir commence un état délirant qui dure deux jours, l'intelligence est lourde, la mémoire affaiblie.

Ce malade a présenté au commencement d'août plusieurs crises de même nature accompagnées d'accès de fureur. Il fait alors une saison à Aix-les-Bains; saison pendant laquelle se reproduisent trois nouvelles crises.

E. 7 ans.

Obs. 307. — Syph. en 1849. — Vers 1877-1878, le tabès (??) débute par des phénomènes de diplopie. En 1882, paralysie du muscle droit inférieur gauche, spasme laryngé, toux spasmodique.

E. 29 ans.

Obs. 308. — Syph. vers 1867 ou 1868. — Au milieu d'août 1884, attaque subite sans perte de connaissance, suivie d'hémiplégie droite et d'hémi-anesthesie gauche. Au mois de février suivant, grâce au traitement, tout est à peu près rentré dans l'ordre.

E. 18 a 19 ans.

Obs. 309. — Chancre induré en décembre 1880. — Quelques mois après (probablement 6 mois) hémiplégie gauche complète. La paralysie faciale a disparu assez rapidement; cette hémiplegie a été précédée d'engourdissement dans le bras, d'une chute sans perte de connaissance et d'une céphalée gauche intense. Le malade qui entre à l'hôpital St-Louis en juillet 1883, présente une atrophie de l'avant bras, du bras, de l'épaule gauche; contracture des fléchisseurs. traîne la jambe du même côté; le réflexe rotulien gauche est exagéré et s'accompagne d'une trépidation du membre.

Nous plaçons cette observation parmi les syphilis cérébrales vulgaires quoiqu'elle appartienne réellement à la catégorie des syphilis cérébrales précoces ; de même que pour l'observation classée sous le n° 277, la date précise nous faisant défaut.

E. Quelques mois, 6 mois probable.

Obs. 310. — Syph. 1882 (*Père aliéné, lui-même rhumatisant, dilatation aortique*), une année après sa syphilis se réveille hémiplégique droit avec embarras de la parole. En 1883, le malade marche mieux.

E. 1 année ?

Obs. 311 — Syph. courant de 1881.— Dès le début, céphalée prédominant à gauche. En août 1883, au réveil, hémiplégie droite flasque ; parole gênée, mais pas d'aphasie vraie ; le mieux s'accentue pendant un mois, puis reste stationnaire.

En novembre 1884 (*vu par nous à Saint-Louis*), roideur de la jambe droite, la force est égale des deux côtés dans les membres supérieurs.

E. 2 ans 8 mois.

Obs. 312.— Syph. en 1862. — En 1879, céphalée intolérable, faiblesse dans les membres inférieurs, douleurs rachidiennes. (Les phénomènes cérébraux ont précédé les phénomènes médullaires).

E. 17 ans.

Obs. 313. — Syph. en 1871. — A l'âge de 14 ans. Le 12 avril 1879, entre à Saint-Louis pour un érythème desquamatif. Le 15 avril, vers 10 heures du soir *sans prodrôme aucun*, hémiplégie complète flasque à droite, sans perte de connaissance, pas d'embarras de la parole au mois de mai, mieux considérable par traitement.

E. 8 ans.

Obs. 314. — Syph. en 1877.— En octobre 1881, céphalées très vives, qui persistent encore 6 mois après (K B r) K I.

E. 3 ans.

Obs. 315. — Syph. en octobre 1878. — En 1881, céphalées. La parole est embarrassée, le malade balbutie, tout cela dure huit jours; revu en mars 1882, il dit éprouver une certaine gêne pour suivre une conversation de même que pour s'exprimer.

E. 3 ans 6 mois.

Obs. 316. — Syph. en 1867. — Vu en juillet 1882, complètement paralytique général, parole extrêmement lente, scandée, tremblement des lèvres et de la main, troubles intellectuels, amnésie, pas de délire. Cet état aurait débuté il y a 2 ans.

E. 13 ans.

Obs. 317. — Syph. vers 1876 ou 1877. — En mai 1881 (homme de 40 ans) il lui survient un ictus aphasique très court (quelques heures). En décembre la parole est un peu troublée, emploie des mots les uns pour les autres; vers février 1882, depuis quelque temps le sommeil très faible fait place bientôt à une insomnie complète; pendant la journée, état de somnolence, obtusion intellectuelle, incohérence des idées, indifférent à tout, ne se rend aucun compte de la situation, la mémoire est abolie au point qu'il lui est impossible de prononcer le nom de sa rue; marche mal (*marche du paralytique générale*); mydriase droite, pas de tremblement des mains.

E. 4 ans 6 mois.

Obs. 318. — Syph. en 1873. — En 1881, hémiplégie faciale droite ayant duré 3 semaines. En janvier 1882 (34 ans), hoquet durant deux jours, étouffement; 3e jour, crise épileptoïde avec perte de connais sance, pendant 8 jours ces crises se multiplent.

E. 8 ans.

Obs. 319.— Syph. en 1868. — Vu au commencement de février 1882, le malade se plaint de vertiges nombreux qui tout récemment se sont accompagnés d'une paralysie de la 6e paire droite.

E. 14 ans.

Obs. 320. — Syph. en 1866. — En 1879 diplopie *(affaiblissement de la 6e paire. Galezowsky)*. En mars 1882, s'aperçoit que les impressions sensorielles sont très différentes pour le côté droit et gauche de la bouche, réflexes rotuliens presque anéantis, dilatation pupillaire droite. Depuis quelques années d'ailleurs, quelques élancements dans les membres (*Syphilis cérébro-spinale*.)

E. 13 ans.

Obs. 321. — Syph. en 1875.— Au courant de 1882, la vue commence à baisser, paralysie intermittente de la 6e paire droite, diplopie, atrophie papillaire.

E. 7 ans.

Obs. 322.— Syph. en 1862.— En 1879 (42 ans) fatigue de tête, diminution de la mémoire, lenteur de la parole, faiblesse générale tout cela progressif. En novembre 1882, la parole est plus lente encore, il marche en se buttant aux objets environnants, tombe, oublie tout, ne peut supporter le bruit, puissance virile très diminuée, faciès hébété, vertiges, boulimie, main tremblante et affaiblissement intellectuel considérable.

E. 17 ans.

Obs. 323.— Syph. en août 1882.— En juillet 1883, hémiplégie faciale gauche durant 2 ou 3 jours, sans cependant disparaître complètement. En janvier 1884, restant d'hémiplégie (*ne peut encore siffler, l'œil est presque fermé*). En avril mieux pour l'œil. En février 1885, le front est encore paralysé, ne peut encore siffler.

E. 1 an.

Obs. 324. — Syph. en 1875. — En 1882 (33 ans), parésie hémiplégique gauche, guérie par K I.
E. 7 ans.

Obs. 325. — Syph. en 1871. — En 1881, hémiplégie droite, complète, subite, sans perte de connaissance, embarras de la langue, mémoire affaiblie. Cette paralysie n'a été complète que pendant quelques instants, le malade a pu rentrer chez lui, ayant été pris à la promenade. Revu en avril 1883 (37 ans) toujours embarras de la parole, marche un peu lourde, pupille droite dilatée; réflexes brusques. En somme presque tout rentre dans l'ordre, grâce aux frictions, K I. Uriage.
E. 10 ans.

Obs. 326. — Syph. en 1872. — En 1882, vertiges, étourdissements. Saison à Luchon. En février 1883, nouveaux étourdissements, soulagement par K I.
E. 10 ans.

Obs. 327. — Syph. en 1873. — En 1880, attaque épileptique; en 1882, éjaculation extrêmement rapide, réflexes brusques.
E. 7 ans.

Obs. 328. — Syph. en 1873. — En 1879, troubles cérébraux *(perte de mémoire, vertiges)*. Traitement bien suivi. Revu en octobre 1883, il reste encore quelques troubles de mémoire, quelque éblouissements, une conversation un peu longue le fatigue aussitôt, cependant idées lucides.
E. 6 ans.

Obs. 329. — Syph. en 1863. — En 1882, vertiges, difficulté extrême pour le moindre travail, affaiblissement de la mémoire, lenteur de la parole; revu en mai 1883, douleurs avec élancements dans les jambes et dans les bras, urine difficilement *(le cathétérisme ne démontre aucun retrécissement)*. Parésie de la 6e paire gauche depuis 1878 ou 1879, qui laisse en 1882 une diplopie. Il existe une autre diplopie du côté opposé, mais cette dernière due seulement à un spasme de la 3e paire (Galezowski).

E. 15 ans.

Obs. 330. — Syph. 1875. — Vers 1880, surdité gauche. En mai 1883, maux de tête atroces ayant duré 3 semaines. Depuis cette époque, vertiges nombreux. Le traitement les arrête; lorsqu'il cesse, ils reprennent et sont assez intenses en juillet pour aller quelquefois jusqu'à l'évanouissement, et s'accompagnent aussi de vomissements. L'oreille droite commence à se prendre.

E. 5 ans.

Obs. 331. — Syph. en 1866. — En 1873, insomnies, paralysie incomplète du bras gauche, tout cela disparaît par le traitement spécifique au bout de 3 mois. L'année suivante la céphalée reparaît, elle est nocturne.

En mars 1880, ictus après lequel il reste paralysé, ou plutôt en proie à une faiblesse générale qui le force à se faire traîner en voiture pendant 2 ans.

Pendant ce temps, accès de tristesse et de mélancolie, absences, troubles intellectuels, mémoire affaiblie.

Depuis, les désirs vénériens sont complètement abolis. Quelques accès convulsifs; puis la jambe droite devient tout à coup paralysée, le malade présente, par suite d'abus de la morphine, un véritable état de morphiomanie. Vu par M. Fournier en mai 1883, la jambe droite paraît plus faible, vertiges, terreurs, suffocations, angoisse indéfinissable.

E. 7 ans.

Obs. 332.— Syph. en 1870. — En juin 1885, ictus suivi d'hémiplégie droite. En novembre, il ne reste que de la maladresse du membre supérieur du côté paralysé. Les réflexes rotuliens sont vifs, amples, lancés.

E. 5 ans.

Obs. 333.— En 1849 (*Traité par M. Ricord*).— En 1879 attaque hémiplégique droite probable. Revu en mai 1885, il est hémiparésique droit (*62 ans*), depuis l'attaque susmentionnée. A perdu l'œil gauche. Amnésie, vertiges, demi-surdité, marche titubante; difficulté de la miction, tremblements.

E. 30 ans.

Obs. 334. — Syph. en 1871.— En septembre 1884, ictus avec perte de connaissance, suivie d'une impossibilité complète de parler; durée 15 jours. En janvier 1885, 4 mois après, étourdissements la nuit, accompagnés d'accès de suffocation, nouvelle impossibilité de parler. Au mois de mai, pas de maux de tête, intelligence nette, mais l'attention se fatigue vite, ne peut travailler qu'avec peine.

E. 13 ans.

Obs. 335.—Syph. en 1878 (*très grave*).—En septembre 1883, accidents épileptiques ayant duré trois jours (*150 crises pendant ces 3 jours*). Ces accès ont été suivis d'hébétude, le malade ne reconnaissant plus personne. Rechute en décembre (*150 attaques*). En 1883, lésions cutanées graves, glossite scléreuse, intelligence nette.

E. 5 ans.

Obs. 336. — Syph. en octobre 1883.— En avril 1885, symptômes de congestion cérébrale (*bourdonnements, lourdeur de tête*).

E. 2 ans.

Obs. 337. — Syph. en 1878. — En mars 1885 (25 ans), ictus apoplectique, suivi d'hémiplégie droite complète, avec paralysie de la langue; cette attaque a été précédée de céphalées pendant 3 semaines, pas de troubles de la vue, l'hémiplégie a duré 8 à 10 jours; 5 mois plus tard, il existe encore de la faiblesse du côté droit.

E. 5 ans.

Femmes

Obs. 338. — Syph. en 1874. — En octobre 1878, crises épileptiques, perte de connaissance (*langue mordue*), paralysie du bras, pendant une demi-heure; 3 jours après, nouvelle crise sans perte de connaissance; 7 jours après, 3e crise avec obnubilation. Revu sept ans plus tard. C'est une tabétique confirmée.

E. 4 ans.

Obs. 339. — Syph. vers 1856 ou 1857. — En octobre 1872, céphalées, hémiplégie faciale gauche. En mai 1873, paralysie de la 6e paire gauche. En juin, vomissements, trois pertes de connaissance, qui bientôt se multiplient; et *en 1875 la paralysie oculaire n'est pas encore guérie.*

E. 15 à 16 ans.

Obs. 340. — Syph. en 1879. — En 1883, paralysie de la 6e paire gauche, diplopie, précédée de maux de tête, embarras de la parole intermittent, hémianesthésie faciale gauche.

E. 4 ans.

Obs. 341. Syph. en 1860. — En septembre 1879, hémiplégie droite subite, avec perte de connaissance, aphasie. En février 1880, guérison presque absolue par traitement mixte énergique.

E. 19 ans.

Obs. 342. — Syph. vers 1865. — En 1874, étourdissements continus En août 1877, se réveille avec une parésie de la 4e paire droite, avec diplopie. En 1880, l'œil droit ne peut encore s'élever, et diplopie. En 1881, vue gênée, main droite inhabile. En 1882, amélioration, mais la diplopie persiste.

E. 9 ans.

Obs. 343. — Syph. vers juin 1866. — En juin 1874, étourdissements, vertiges.

E. 8 ans.

Obs. 344. — Syph. en 1870. — En septembre 1880, aphasie, parésie du bras droit. Février 1881, vomissements répétés. En mai, céphalées; en juin, étourdissements, parésie droite du corps; amélioration. En décembre, crise d'aphasie de quelques heures. En avril 1882, nouvel accès de deux ou trois heures.

E. 10 ans 7 mois.

Obs. 345. — Syph. en 1870. — En mars 1880, ictus précédé de céphalées. En septembre suivant, hémiplégie droite, perte absolue de mémoire.

E. 10 ans.

Obs. 346. — Syph. vers 1859. — En 1874, hémiplégie gauche, guérison en 15 jours. Courant de 1878, embarras de la parole et monoplégie brachiale droite.

E. 15 ans.

Obs. 347. — Syph. en 1871. — En mai 1877, hallucinations, douleurs thoraciques intenses.

E. 6 ans.

Obs. 348.— Syph en 1874, (*grave ecthyma*).—En octobre 1878, amnésie, accès passagers de surdité.

E. 4 ans.

Obs. 349.— Syph. en 1874.— En janvier 1881, deux accès d'aphasie. Depuis lors, parole lente, entrecoupée, amnésie, idées décousues, etc., etc.

E. 7 ans.

Obs. 350. —Syph. en octobre 1872. — En décembre 1879, hémipl. dr. flasque complète, sans perte de connaissance.

E. 7 ans 2 mois.

Obs. 351. — Femme de 26 ans, au bout de six ans de syph., hémipl. gauche.

E. 6 ans.

Obs. 352. — Syph. en 1871. — En décembre 1877, vertiges, obnubilation, troubles intellectuels et oculaires.

E. 6 ans.

Obs. 353.— Syph. en 1878. — En octobre 1881, céphalées violentes, crises de mélancolie, vertiges (*à ce moment érosion spécifique de la langue*).

E. 3 ans.

Obs. 354. — Syph. en septembre 1881. — En novembre 1884, amnésie, fatigue intellectuelle.

E. 3 ans 2 mois.

Obs. 355. — Syph. en 1873.— En août 1879, céphalées, vertiges, diplopie survenant par accès, diminution de la mémoire, faiblesse des membres infér., torpeur.

E. 6 ans.

Obs. 356. — Syph. en 1867. — En janvier 1879, hémipl. et hémianesthésie gauches. En août 1880, l'hémipl. g. persiste; en novembre survient une *paraplégie.*

E. 12 ans.

Obs. 357. — Syph. en 1840.— Cette syphilis reste silencieuse pendant 23 ans, *quand en 1871 surviennent des lésions osseuses du crâne syphilitiques.* En 1881, troubles cérébraux. Amnésie, égarements nocturnes, craintes imaginaires.... (*Folie syphilitique; cette femme a 59 ans en 1881, année où elle est observée).*

E. 41 ans.

Obs. 358.— Syph. en 1870. — En 1878, céphalalgie frontale, étourd. chute. En 1879, paralysie faciale, amnésie; amélioration. Octobre 1879, paralysie de la jambe g. diplopie passagère. En 1880, guérison absolue sauf un peu d'amnésie et de diplopie.

E. 8 ans.

Obs. 359. — Syph. 1860. — En 1876 apparaissent des exostoses du crâne. En 1879 existent des signes évidents de syphilis cérébrale. (asthénie, maux de tête, vertiges, émaciation).

E. 16 ans.

Obs. 360. — Syph. vers 1866. — Janvier 1875, céphalée droite; un mois après, hémipl. dr.; le lendemain, hémipl. g. En 1877, guérison presque absolue, sauf côté gauche un peu plus faible, acuité visuelle diminuée pupille gauche rétrécie.

E. 9 ans.

Obs. 361. — Syph. en 1867. — Décembre 1874, céphalées, vertiges, vomissements, hémipl. dr. sans perte de connaissance; guérison au bout de six mois par tr. sp.

E. 7 ans.

Obs. 362. — Syph. en 1867. — En 1873, perte de la mémoire, vertiges. En 1877, hémipl. et hémianesthésie gauche, phénomènes cérébraux de nature méningitique.

E. 6 ans.

Obs. 363. — Syph. en 1858. — En juin 1878, parésie et hémianesthésie gauches (*hémiatrophie musculaire du côté correspondant*). En 1879, paraplégie intercurrente.

E. 20 ans.

Obs. 364. — Syph. en 1868 (femme de 37 ans, en 1880), de 1874 à 1877, perte de l'ouïe à droite.— En 1877, la main commence à refuser à écrire certaines lettres (aphasie de l'écriture). En 1878, hémipl. faciale dr, exophtalmie correspondante, diplopie. En 1880, parésie du côté gauche, parole impossible.

E. 6 ans.

Obs. 365. — Syph. en 1871 (*très mal traitée.*) Courant de 1881, céphalée occipitale, brouillards dans l'œil gauche; en mai, changement de caractère, strabisme interne gauche; le 10 juin, hémipl. faciale gauche, subdélirium, coma, absences, hémipl. dr. incomplète. Mort, 10 août.

Autopsie. Un foyer de ramollissement au niveau des circonvolutions circumrolandiques à gauche. Artérite de l'artère sylvienne gauche; un autre foyer de ramollissement existe en pleine protubérance).

E. 10 ans.

Obs. 366. — Syph. en 1874. — En novembre 1879 céphalées atroces, (partie moyenne et externe du frontal à gauche). La céphalée reparaît pendant 2 mois en 1880. Morte le 7 mars de variole.

Autopsie. Fausse membrane méningée (*méningo-encéphalite*). Périostites gommeuses du frontal. Gommes des méninges en nappes. En résumé lésions spécifiques considérables et symptômes très insidieux.

E. 5 ans.

Obs. 367. — Syph. en 1860. — En 1880 céphalées. En 1883, « hyperostose frontale droite ». Insomnies, céphalées, amnésie, rires convulsifs, parésie gauche. Trois mois plus tard, aphasie.

E. 20 ans.

Obs. 368. — Syph. probable en 1877. — En novembre 1881, pour la première fois, première attaque épileptiforme sans aura; ces crises augmentent bientôt, et surviennent même plusieurs fois par jour (chutes, convulsions cloniques, puis toniques, morsures de la joue); puis vertiges, ptosis gauche, amnésie.

E. 4 ans.

Obs. 369. — Syph. en 1879. En février 1882, hémipl. dr. subite, précédée d'étourdissements; guérison presque complète après trois mois.

E. 3 ans.

Obs. 370. — Syph. en 1861 (à 23 ans). — En 1878, parésie gauche, aphasie du langage et de l'écriture, vertiges, asthénie, hébétude, propulsion en avant.

E. 17 ans.

Obs. 371. — Syph. en 1871. — En 1880, pendant la nuit, hémipl. dr. complète, impossibilité de parler. En 1881, mieux sensible, mais *contracture des membres paralysés* (doigts sur la main, avant-bras sur bras, jambe sur cuisse). Rien au cœur.

E. 9 ans.

Obs. 372. — Syph. en août 1877. — Avril 1883, en 12 heures, hémipl. complète gauche ; en août, amélioration, mais atrophie musculaire du membre inférieur gauche.

E. 5 ans 8 mois.

Obs. 373. — Syph. en 1879. — Septembre 1883, vertiges, vue trouble, perte de connaissance. En janvier 1884, diplopie, hémipl, dr. progressive.

E. 4 ans.

Obs. 374. — Syph. probable en 1878. — En mai 1883, céphalées intenses, parésie du droit externe gauche, diplopie, vision troublée.

E. 5 ans.

Obs. 375. - Syph. en 1879. — Elle accouche une 1re fois à terme d'un enfant qui meurt à 15 jours. 2e accouchement d'une petite fille morte cachectique à 11 mois. Au mois de décembre 1881, vertiges, perte de connaissance sans convulsion. En février 1882 (2 mois après) les douleurs de tête se localisent du côté gauche seul. En avril, diplopie ayant duré 2 mois, affaiblissement progressif du côté droit. Douleurs sciatiques du côté correspondant. Réflexes bons.

E. 2 ans.

Obs. 376. Syph. vers 1869.—En janvier 1879, paralysie de la 6e paire droite. Guérie en 7 mois par traitement spécifique. En octobre de la même année, paralysie légère de la langue et du bras, survenue brusquement et sans cause, pendant que la malade était au théâtre, En janvier 1881, paralysie de la 3e paire droite.

E. 10 ans.

III

Que déduire maintenant de toutes ces observations ?

Cette partie de la question sera peut-être un peu mathématique et forcément présentera une certaine aridité ; on nous le pardonnera, nous l'espérons, car selon nous, sur ce sujet, l'éloquence seule des chiffres peut avoir une valeur réelle.

Comme on vient de le voir, ces observations, dont les points importants ont été seuls tracés, sont au nombre de 376.

Hommes..................	337
Femmes..................	39

On a pu également se convaincre que pour chacune d'elles, nous avons aussi exactement que possible mentionné l'espace de temps compris entre les *Premiers phénomènes syphilitiques* et l'apparition des différents symptômes cérébraux.

Pour toutes, ou presque toutes, nous l'avons fait à un mois près.

Nous opérons, par conséquent, sur un nombre de cas suffisamment important, pour être en droit d'en déduire une statistique qui, à notre avis, ne peut guère varier.

Dans un **Premier Chapitre**, nous allons étudier à quel âge de la syphilis apparaissent les *accidents cé-*

rébraux ; et dans un **Second,** nous essaierons d'examiner quels sont, parmi tous ces accidents, ceux qui arrivent le plus souvent, quel est, en résumé, pour chacun d'eux le degré de leur fréquence.

Occupons-nous tout d'abord des hommes.

Nous observons :

De 1 à 2	ans	12 cas.
2 à 3	»	29 »
3 à 4	»	36 »
4 à 5	»	30 »
5 à 6	»	19 »
6 à 7	»	24. »
7 à 8	»	23 »
8 à 9	»	15 »
9 à 10	»	19 »
10 à 11	»	18 »
11 à 12	»	21 »
12 à 13	»	10 »
13 à 14	»	15 »
14 à 15	»	9 »
15 à 16	»	13 »
16 à 17	»	5 »
17 à 18	»	5 »
18 à 19	»	3 »
19 à 20	»	1 »
20 à 21	»	7 »
21 à 22	»	3 »
22 à 23	»	2 »
23 à 24	»	2 »

De 24 à 25	ans....................	2	cas.
25 à 26	»	1	»
26 à 27	»	0	»
27 à 28	»	1	»
28 à 29	»	2	»
29 à 30	»	2	»
30 à 31	»	2	»
31 à 32	»	1	»

Nous ne trouvons plus de 37 à 38 ans que 1 seul cas.

Comme on peut le voir par ces chiffres, c'est surtout de trois à quatre ans après le début que l'on observe le plus grand nombre de cas de syphilis cérébrale. Nous pourrions dire, peut être plus justement, qu'ilne font qu'augmenter de la fin de la 1re année au commencement de la 4e. Cependant, en se rapportant aux chiffres ci-joints, on peut s'apercevoir que si les accidents cérébraux sont moins fréquents à partir de la 4e année, il n'en est pas moins vrai qu'ils arrivent même beaucoup plus tard à des chiffres malheureusement fort respectables encore : Ne trouvons-nous pas, par exemple, 24 cas de 6 à 7 ans ; 22 de 11 à 12 ans, dates qui appartiennent déjà à des périodes éloignées de la vérole. Si nous pouvons encore constater 13 cas de la 15e à la 16e année, nous n'en observons plus que sept de la 20e à la 21e ; à partir de ce moment, la moyenne peut être d'un à deux par année.

Il existe même dans nos observations, un cas survenu plus de 37 après le début. Du reste, si le lecteur veut bien se reporter au *Tableau* n° 1, il pourra embrasser, d'un coup d'œil, la fréquence de ces phénomènes par année.

Faisons maintenant pour les femmes les recherches que nous venons de faire pour les hommes :

De 1 à 2 ans	0	cas.
2 à 3 »	1	»
3 à 4 »	3	»
4 à 5 »	5	»
5 à 6 »	3	»
6 à 7 »	6	»
7 à 8 »	3	»
8 à 9 »	2	»
9 à 10 »	3	»
10 à 11 »	4	»
11 à 12 »	0	»
12 à 13 »	1	»
13 à 14 »	0	»
14 à 15 »	0	»
15 à 16 »	2	»
16 à 17 »	1	»
17 à 18 »	1	»
18 à 19 »	0	»
19 à 20 »	1	»
20 à 21 »	2	»

Nous ne trouvons plus que 1 seul cas après la 41e année.

Le maximum de fréquence chez elles, serait donc de

6 à 7 ans. Après ce chiffre, les cas les plus nombreux se rencontreraient de 4 à 5 ans et de 10 à 11 ans.

Nous n'avons dans nos 39 observations trouvé passé la 21me année aucun cas, sauf *un* extraordinairement tardif, mais non douteux survenu au bout de 41 ans.

(Voir tableau n° 2.)

Nous avons pour plus de clarté séparé les hommes et les femmes; nous sommes loin de le regretter; en effet, si pour pousser aussi loin que possible la statistique nous calculons quelle est la moyenne générale, nous obtenons les deux dates suivantes :

8 ans et 1 mois pour les hommes
9 ans et 4 mois pour les femmes.

La moyenne générale serait de 8 ans et 8 mois environ.

Cette dernière bien entendu n'est là que comme simple curiosité, ce n'est pas sur elle par exemple qu'un praticien doit se fier (si toutefois, on doit jamais se fier sur une statistique pour faire un diagnostic) pour rechercher les accidents cérébraux chez un individu ayant eu la vérole. C'est évidemment sur celle que nous avons donnée auparavant.

Si nous recherchons pour plus de commodité à grouper ces faits et, ne considérant pour plus de clarté que les hommes compris par période triennale.

Voici ce que nous obtenons :

De 1 an	à	4 ans...........	77
4	à	7	73
7	à	10	57
10	à	13	49

De 13	à 16 ans	....	37 cas.
16	à 19	....	13
19	à 22	....	11
22	à 25	....	6
25	à 28	....	2
28	à 31	....	6
31	à 34	....	1
34	à 37	....	0
37	à 40	....	1

On voit immédiatement qu'après la quatrième année la syphilis cérébrale ne cesse pas de venir de moins en moins fréquente et si l'on se rapporte au tableau (n° 3) qui résume le nombre des cas observés par période triennale, la courbe obtenue est évidemment consolante, au point de vue de la fréquence des accidents cérébraux après la 4e année.

Dans ce même tableau n° 3, si l'on veut bien se reporter à la courbe que représente le nombre des cas hommes et femmes groupés, le maximum de fréquence aurait lieu de 4 à 7 ans.

Nous avons pour dresser cette statistique omis a dessein quatre observations (n° 258, 264, 277, 309), de syphilis cérébrale survenue avant la fin de la première année, on les trouvera d'ailleurs dans l'énumération précédente que nous avons faite, la date précise de l'invasion des accidents cérébraux ne nous étant pas connue.

Ce travail dont la précision, à défaut d'autres qualités, a constitué la base, nous a interdit de les placer parmi nos syphilis précoces.

CHAPITRE II

IV

Nous arrivons maintenant à la seconde question que nous nous sommes proposé de résoudre : quels sont les *accidents* qu'un médecin est exposé le plus souvent à rencontrer lorsqu'il a affaire à un syphilitique cérébral ? Il est toujours bien entendu que ces derniers n'arrivent jamais dans leur intégrité propre, qu'ils sont toujours accompagnés par des voisins d'un autre ordre :

Une hémiplégie, par exemple, pour ne citer qu'un seul fait, pourra être compliquée de troubles oculaires, etc. etc. En un mot, nous allons, en prenant chaque accident d'une façon aussi mathématique que possible, voir son ordre de fréquence. Nous n'examinerons ni ce qui le précède, ni ce qui le suit, tout cela étant exposé dans chacune des observations. C'est ainsi que nous négligerons à dessein, parmi bien des troubles, la céphalée, les vertiges, éblouissements qui ne sont dans le plus grand nombre de ces cas que les avants-coureurs de ce qui constituera la vraie forme cérébrale.

C'est ainsi que l'hémiplégie a été observée du côté *droit* 63 fois environ.

A gauche 50 fois seulement.

Les paralysies incomplètes sont arrivées 21 fois à droite et 17 fois à gauche. A ces chiffres, nous devons ajouter une douzaine de paralysies variées, dont un cas de paralysie alterne, et un cas de paralysie glosso-labio-laryngée.

Nous n'avons pas parlé des hémiplégies s'accompagnant ou non de troubles de la parole, nous proposant d'étudier prochainement ces troubles dans un chapitre spécial ; occupons-nous, pour le moment, des troubles oculaires à quelque ordre qu'ils appartiennent.

La paralysie de la 3e *paire gauche* est survenue 7 fois ; à droite, elle n'est survenue que 4 fois.

La 6e *paire droite* a été atteinte 13 fois ; à gauche, 4 fois seulement.

Nous avons également observé deux fois la paralysie double de la 6e paire.

La 4e *paire* a été atteinte une fois à gauche, et 3 fois à droite.

La paralysie du droit externe a été observée 3 fois, tant à gauche qu'à droite, 2 fois un strabisme mal classé, 2 fois la paralysie du muscle droit inférieur seul.

La péri-névrite double, trois fois ; l'atrophie papillaire deux fois ; l'amblyopie une fois.

La diplopie seule sans paralysie a été observée 16 fois ; l'affaiblissement de la vue, 10 fois ; la mydriase droite, 11 fois ; la mydriase gauche, 4 fois ; la mydriase double, 4 fois ; myosis double, une fois ; inégalité pupillaire cinq fois (cas ne pouvant rentrer réellement ni dans la mydriase ni dans le myosis) ; la cecité à droite a été constatée trois fois et deux fois à gauche. La cécité complète deux fois. Atrophie incomplète de la papille gauche, une fois ; la contracture de la 3e paire droite, une fois ;

la diplopie croisée de l'œil gauche, avec mydriase, une fois ; le myosis gauche, une fois.

Oreilles. — 3 fois la surdité est arrivée à gauche, 4 fois à droite. Un cas de maladie de Menière, et onze fois des troubles auriculaires importants.

Troubles de la parole (Aphasie complète, incomplète, bégaiement etc.), ont été observés 89 fois ; à cela nous devons ajouter un cas de mutisme.

Le diabète est observé 2 fois.

La Paralysie générale : 19 fois ; l'intelligence a été troublée de différentes manières 32 fois ; 25 fois ces troubles ont existé et ont été peu importants ; 6 fois la démence a été complète ; 16 fois l'épilepsie a été constatée, et 19 fois, elle n'a consisté qu'en crises épileptiformes.

Pour plus de clarté, du reste, nous avons réuni dans un tableau d'ensemble (*Tableau* 4) les différents troubles que nous venons de mentionner. Le lecteur pourra ainsi les envelopper d'un seul coup d'œil, s'il ne désire les étudier que d'une façon générale.

DEUXIÈME PARTIE

CHAPITRE PREMIER

La syphilis cérébrale précoce peut affecter toutes les formes qui ont été si magistralement décrites par M. le professeur Fournier, dans son livre *De la Syphilis du Cerveau* :

Nous ne les reproduisons ici que comme mémoire, leur exposition en étant si juste, en même temps que si clairement exposée, qu'elles sont heureusement passées dans le domaine de la pratique et qu'aucune autre classification n'en est plus guère possible.

Ce sont les formes :

Céphalalgique.

Congestive.

Convulsive.

Epileptique.

Aphasique.

Mentale.

Paralytique.

Mais que la syphilis attaque le cerveau dans les premiers mois de son apparition ou qu'elle l'attaque beaucoup plus tard, il n'en est pas moins vrai que ces formes existeront rarement dans leur intégrité propre; la plupart du temps, en effet, elles se confondront plus ou moins entre elles, elles empiéteront plus ou moins l'une sur l'autre. Le caractère de la syphilis cérébrale, en effet, qu'elle survienne dans les premiers mois de l'infection, ou qu'elle survienne plus ou moins tardivement, est d'être complexe dans ses formes, variée dans ses symptômes, ce qui permet de dire un peu crûment peut-être, que pas une seule syphilis cérébrale ne se ressemble. Dans la plupart des observations que nous publions ici, l'ensemble des symptômes pourra faire rentrer le cas morbide, dans une des formes précitées, il n'en est pas moins évident que le début, la marche, la terminaison seront excessivement variables.

Nous nous proposons donc ici, d'étudier, en ne nous basant pour arriver à cette fin que sur nos observations; de colliger, de réunir tous les symptômes contenus dans ces dernières, de façon à en faire un tout, de dire en un mot, comment se comporte la syphilis cérébrale lorsqu'elle survient dès le début de l'infection.

Qu'ont donc fait jusqu'ici le plus grand nombre des auteurs qui ont écrit sur cette question? La plupart, tous d'ailleurs observateurs distingués et scrupuleux, rencontrant, par exemple un des cas qui nous occupent le publiait de façon à le faire passer dans le domaine scientifique et attirer avec beaucoup de raison l'attention des praticiens sur lui; mais aucun d'eux, à notre connaissance, n'a essayé, en mettant à profit un nombre d'observations suffisant, de voir comment se comporte le plus généralement la syphilis cérébrale arrivant quelques mois après l'apparition du chancre ; c'est ce que nous nous proposons de faire, dans ce modeste travail.

Au bout de combien de temps après l'accident primitif (temps minimum bien entendu) peuvent donc apparaître les accidents cérébraux ?

Dans le plus grand nombre des cas ils ne surviennent qu'au bout de 8, 10, 12 et même 15 mois.

Dans bien d'autres aussi, ils arrivent beaucoup plus tôt ; comme on peut le voir dans nos diverses observations, il existe des cas de 3, de 2 et même d'un mois.

Nous comprendrons donc sous le nom général de syphilis cérébrale précoce tous les accidents encéphaliques, arrivant dans les 12 ou 15 premiers mois de la maladie ; ceci dit, avant de savoir comment ils se comportent, étudions comment ils débutent.

La syphilis cérébrale précoce peut survenir de deux façons bien distinctes ; elle peut frapper un individu brusquement, sans s'annoncer par aucun phénomène précurseur, ou, au contraire, ce qui est le plus commun être précédée de prodrômes. Quels sont donc ces derniers ?

CHAPITRE II

Si l'on peut dire que, dans une période avancée de la vérole, la céphalalgie est à craindre, puisque dans le plus grand nombre des cas, elle n'est que l'avant-coureur de manifestations plus graves, nous irons un peu plus loin, et nous dirons à notre tour, que la céphalée survenant chez un individu syphilitique, à *quelque époque que ce soit*, est toujours un phénomène sérieux, sur lequel tout médecin doit avoir l'attention fixée. Nous tenons à y insister d'autant plus que beaucoup d'auteurs, et non des moindres, considèrent la céphalée comme un des phénomènes secondaires arrivant dans le plus grand nombre des cas ; au moins dans les deux tiers.

Ce serait, par conséquent, qu'on nous pardonne cette antithèse, un phénomène pathologique presque normal. Eh bien, selon nous, cette opinion peut être vraie dans certains cas, il est évident qu'on peut observer chez bien des syphilitiques au début, des céphalées ne s'accompagnant pas d'autres phénomènes sous la dépendance du cerveau, mais il n'est pas moins évident non plus, que tous les cas d'encéphalopathie que nous publions dans ce travail, ont été pour la plupart précédés de céphalée.

C'est, le plus souvent, la douleur de tête qui ouvre la scène tantôt, en effet, c'est la vraie céphalée caractéristique, à exacerbations nocturnes, extrêmement vive dans certain cas, atroce même parfois, dans d'autres, elle affecte un caractère continu : si elle est variable dans ses formes, elle sera peut-être plus variable encore dans son siège : Rarement généralisée, elle se localisera tantôt aux régions fronto-pariétales droite ou gauche ; tantôt au niveau de l'occiput, ou d'une région orbitaire par exemple.

Si la céphalalgie présente dans son intensité des caractères différents, si son siège est variable, sa durée et sa marche sont bien loin d'être réglementées. Tantôt, en effet, elle précédera de longtemps ce que nous appellerons le point culminant des accidents encéphalopathiques, tantôt elle n'arrivera que quelques jours avant eux.

Mais aucun caractère se rapportant soit au siège, soit à l'intensité, soit à la durée du phénomène : *Céphalalgie*, ne permettra au médecin d'en tirer une conclusion quelconque. Une céphalée quelle qu'elle soit, variée dans ses formes et son intensité, survenant chez un syphilitique, sans cause adjuvante, pourra, disons-le sans crainte, aboutir à des accidents cérébraux graves. Cette douleur de tête, sur laquelle nous venons d'insister, peut-être un peu longuement, mais à dessein, peut exister absolument seule, en tant que symptôme unique, ce sont les cas les moins fréquents. Le plus souvent elle s'accompagne de différents troubles tels que : vertiges, éblouissements, fatigue intellectuelle plus ou moins grande, difficulté pour le travail, diminution de la mémoire, et même amnésie complète, perte presque absolue du sommeil, affaiblissement général, amaigrissement ; en résumé, altération de la santé générale.

Tous ces phénomènes seuls ou réunis peuvent ne constituer que des prodrômes, c'est-à-dire cesser ou tout ou moins diminuer, dès que la manifestation dont ils n'étaient que les avant-coureurs a éclaté, mais le plus fréquemment, ils persistent en même temps que la principale manifestation de l'encéphalopathie, qui est assez considérable pour occuper à elle seule, toute la scène.

Il est inutile d'ajouter, pour terminer ce chapitre, que tous ces phénomènes prodromiques peuvent constituer seuls toute la manifestation morbide, arrêtés qu'ils sont, par exemple, dans leur évolution par une cause inconnue, ou le plus souvent par un traitement approprié.

CHAPITRE III

I°

La forme que revêt le plus communément la syphilis cérébrale précoce est sans contredit la forme paralytique. On voit par conséquent que sous le point de vue de la fréquence, les phénomènes encéphalopathiques du début, se conduisent comme ceux du même genre qui n'arrivent que plus tardivement.

Quelles sont donc ces paralysies, quel caractère affectent-elles ?

Le plus souvent, c'est la forme hémiplégique qui se présente, tantôt droite, tantôt gauche, plus généralement à droite qu'à gauche. Cette hémiplégie peut, qu'elle ait été ou non précédée de symptômes prodromiques, survenir brusquement avec ictus, en un mot comme une vraie attaque d'apoplexie.

Ces faits, hâtons-nous de le dire, sont fort rares, le plus souvent, c'est un individu qui, après avoir éprouvé pendant un temps plus ou moins long des vertiges, des éblouissements et surtout de la céphalée, comme nous l'avons dit dans le chapitre précédent, se *réveille hémiplégique*. Cette paralysie est survenue pendant la nuit, a-t-elle été brusque, a-t-elle été lente, le malade (qui n'en était pas un quelques heures auparavant) ne s'est nullement aperçu de son invasion. C'est, par exemple, comme cela est arrivé dans un grand nombre de nos observations, en essayant de descendre de son lit, qu'il constate l'impossibilité où il se trouve de remuer le bras ou la jambe. La paralysie faciale, avec tout son cortège de symptômes peut s'ajouter concomitamment avec la précédente.

Dans d'autres cas, ayant éprouvé quelques symptômes morbides, très légers parfois, un individu sent, par exemple, son bras s'engourdir et tout en reste là.

Le lendemain cependant il s'aperçoit que cet engourdissement s'accentue en même temps qu'il devient plus gênant, à peine peut-il se servir de son membre supérieur; la jambe elle même du côté correspondant devient plus faible et deux ou trois jours après, l'hémiplégie est absolue.

Souvent la paralysie, quoique progressive a été annoncée par des phénomènes plus sérieux.

C'est ainsi que, dans nos observations, nous trouvons le cas d'une jeune femme qui, après une longue course, se sentit prise tout à coup, après quelques éblouissements d'une sorte d'anéantissement général et d'aphasie; le lendemain, commençait la faiblesse du membre supérieur droit; huit jours après c'était une hémiplégie droite.

Il est peu fréquent d'observer des paralysies limitées, des monoplégies; tout au plus peut-on constater une faiblesse plus accentuée, par exemple, au bras qu'à la jambe.

Une de nos observations cependant est intéressante sous ce point de vue. Il s'agit d'un homme qui, une année après son chancre, a une monoplégie brachiale droite, guérie en 4 mois. 5 ans plus tard, la paralysie reparaît, dure encore 4 mois. 7 ans après, ce fut le membre inférieur du même côté qui se prit, mais cette fois la paralysie s'accompagna de troubles intellectuels et d'aphasie. La durée a été encore à peu près la même. Deux ans plus tard nouvelle attaque (le malade n'a pas été suivi depuis).

L'hémiplégie siégeant du côté droit s'accompagne le plus habituellement (comme l'hémiplégie vulgaire) de différents troubles de la parole, troubles ne tenant tantôt qu'à la paralysie linguale, c'est alors du bégaiement, de la difficulté pour articuler les mots, tantôt, c'est une aphasie plus ou moins complète; il nous a même été permis de rencontrer cette dernière dans un cas d'hémiplégie gauche; nous allons revenir d'ailleurs sur son étude dans un instant.

La paralysie du nerf facial accompagne dans le plus grand nombre des cas l'hémiplégie.

Dans un très petit nombre (un ou deux) elle a existé seule. Le nerf facial semblerait donc faire exception à cette règle qui découle de nos observations à savoir que dans la période précoce de la syphilis, les paralysies sont évidemment toujours ou presque toujours beaucoup plus généralisées que dans les périodes tardives.

Quelles sont, en effet, les paralysies que (toujours dans nos observations) nous avons observées le plus fréquemment ? Presque toujours l'hémiplégie. Qu'arrive-t-il au contraire dans les syphilis cérébrales habituelles ? si le lecteur veut bien se reporter au tableau (n° 4) il verra immédiatement que si les paralysies incomplètes sont, bien entendu, moins fréquentes que les hémiplégies, il n'en est pas moins vrai qu'elles arrivent déjà à constituer à elles seules un chiffre assez notable.

Et dans ces chiffres ne sont pas comprises les paralysies oculaires sur lesquelles nous nous proposons de revenir en étudiant les troubles de la vue.

II°

Après les altérations du mouvement, viennent par ordre de fréquence les troubles de la parole qui peuvent être de trois ordres :

1° Troubles de la parole tenant à une paralysie linguale et associés la plupart du temps à l'hémiplégie.

2° Aphasie véritable, coïncidant avec une hémiplégie droite le plus souvent, gauche plus rarement.

3° Aphasie existant seule, à l'état de manifestation unique ; c'est la forme que M. Fournier a décrite.

Qu'on nous permette d'insister plus particulièrement sur cette dernière, c'est évidemment de beaucoup la plus importante, puisque c'est elle qui embrasse toute la scène; c'est ce symptôme qui, sérieux en somme en lui-même, peut être malgré sa gravité une planche de salut pour le malade ; en effet, cette aphasie, arrivant seule, comme *phénomène isolé*, pour nous servir de l'expression de notre maître, M. Fournier, doit attirer forcément l'attention d'un observateur expérimenté sur la syphilis ; il n'y a guère que la vérole qui puisse produire des aphasies aussi subites, aussi éphémères, leur apparition possible dans la période secondaire avait d'abord été constatée par M. Fournier. Si nous ouvrons le livre de cet auteur, sur la Syphilis du cerveau, ne trouvons-nous pas au chapitre : *Aphasie* la phrase suivante : « Il est possible qu'elle se produise à une époque jeune de l'affection, au début même, dans les premiers temps des accidents secondaires ; il est possible aussi qu'elle n'apparaisse qu'à une époque plus tardive, consécutivement à des manifestations d'autre genre ou de durée plus ou moins longue, en d'autres termes, il est des cas où l'aphasie apparaît comme symptôme de la syphilis cérébrale, soit d'emblée, soit dans les premiers mois de la maladie ».

Dans nos observations, nous trouvons 4 cas de cet ordre des plus nets : Contentons-nous d'attirer l'attention sur eux, car ils sont réellement caractéristiques. Que s'est-il passé, en effet, dans chacun d'eux. Chez un de nos malades, l'aphasie survint brusquement, sans prodrôme aucun, 12 mois après l'accident primitif. Pendant cette attaque, qui fut guérie presque complètement en trois jours par l'iodure de potassium, le malade pouvait parler, mais confondait entièrement les mots, les uns avec les autres.

Nous avons dit presque complètement, en effet, une année après, il y avait encore une difficulté évidente pour trouver certaines expressions ; il existait en même temps d'autres phénomènes intellectuels.

Dans la seconde de nos observations, il s'agit d'un malade qui, de même que le précédent, 12 mois après le chancre fut atteint de trois attaques d'aphasie; toutes se sont accompagnées d'une céphalée intense, la dernière a été suivie d'une légère parésie droite.

Dans la troisième observation, c'est une jeune femme de vingt ans, qui environ dix mois après le début de l'infection, fut prise tout à coup d'une attaque d'aphasie ayant duré trois semaines. Plus tard, cette femme présenta en même temps que des altérations du côté de l'œil droit, des lésions cutanées graves.

Dans la dernière enfin, c'est un malade qui, onze mois après sa syphilis, eut subitement, sans prodrôme aucun, du bégaiement et de l'aphasie, mais dans ce dernier cas ce phénomène n'a été que le prologue, d'accidents paralytiques plus graves.

C'est à dessein que nous ne voulons pas sortir de ces quatre cas, ils confirment pleinement ce que M. Fournier écrivait déjà en 1879, à savoir que l'aphasie, arrivant comme phénomène isolé, était presque toujours fugace, accompagnée de symptômes concomitants et sujette à des répétitions.

III°

Il nous reste à étudier dans cette partie les formes qui se présentent beaucoup plus rarement. Nous parlerons tout d'abord des troubles oculaires ; ici, un point important est à noter : C'est que les paralysies des nerfs moteurs de l'œil qui, on sait, sont si fréquentes dans la syphilis cérébrale vulgaire ne se rencontrent pour ainsi dire jamais dans la syphilis cérébrale précoce, c'est avec intention que nous signalons le fait ; peut-être les anatomo-pathologistes pourront-ils en tirer certaines déductions au point de vue des lésions. Dans toutes nos observations quels sont donc les troubles de la vue que nous avons rencontrés ?

Dans un cas, nous avons eu une cécité presque complète de l'œil droit ; dans un autre une amaurose double, dans un troisième un affaiblissement de la vue ; dans quelques autres de la dilatation pupillaire, soit des deux côtés soit d'un seul ; dans un ou deux cas, on a observé un léger strabisme ; la diplopie la plupart du temps n'arrive que comme phénomène tardif et associé à bien d'autres troubles.

Nous n'avons que fort peu de chose à dire sur les altérations de l'*Ouïe*; en laissant de côté les bourdonnements qui sont très fréquents, nous ne trouvons dans nos observations qu'un cas de surdité double, et un cas de surdité gauche. Le premier était accompagné de paralysie faciale droite qui guérit par l'iodure de potassium. Dans le second, c'est un individu qui, un an après le chancre, fut atteint d'une céphalle intense, d'insomnie, de vertiges et qui un beau jour se réveille sourd de l'oreille gauche. Le traitement, comme on peut le voir dans l'observation, améliora l'ensemble des phénomènes, mais la surdité persista.

La forme épileptique est rare, nous ne l'avons rencontrée que trois fois.

Dans une de nos observations, il s'agit d'une attaque subite d'épilepsie vraie (*cri initial, convulsions cloniques, toniques, morsures de la langue*, etc.) arrivée seize mois après le chancre.

Un autre de nos malades eut des crises épileptiformes au milieu de symptômes de péri-encéphalite; un troisième enfin, le plus intéressant sous ce rapport, eut une première attaque d'épilepsie un mois après l'accident primitif; cette attaque n'a été que le prologue de beaucoup d'autres, qui se sont succédées à la suite.

Il ne nous reste plus qu'à dire quelques mots des troubles de l'intelligence. Ceux-ci peuvent ne consister qu'en un seul changement de caractère, en une dépression intellectuelle plus ou moins grande. Souvent il y a de la diminution de la mémoire, quelquefois même une amnésie presque absolue. Dans d'autres, ils revêtent des formes plus inquiétantes.

Chez un de nos malades, légèrement alcoolique d'ailleurs, c'est un délire avec incohérence des idées, qui a précédé de quelques mois une hémiplégie droite subite.

Chez un autre ce fut une péri-encéphalite véritable.

Chez un troisième enfin, la maladie a revêtu la forme de la pseudo-paralysie générale.

Nous avons, comme on peut s'en convaincre, passé un peu vite sur ce chapitre, l'enseignement qui peut en découler est celui-ci : c'est que dans la Syphilis cérébrale précoce, à peu près toutes les formes peuvent exister, les dernières que nous venons de décrire, sont possibles, par conséquent, mais d'une rareté extrême.

CHAPITRE IV

MARCHE. — PRONOSTIC

Il nous reste maintenant à savoir ce que vont devenir ces accidents et comment ils vont se comporter.

Deux cas peuvent se présenter : ou bien ils restent livrés à eux-mêmes, ou bien ils sont combattus par un traitement.

Dans le premier cas, ils ne feront que marcher de l'avant, s'accentuer de jour en jour, et finiront le plus souvent, par devenir incurables.

Le traitement, en effet, a sur eux une action puissante, il les amoindrit de beaucoup, il les améliore considérablement, et cela d'une façon rapide, étonnante même parfois.

Dans certains cas, trop rares malheureusement, il les guérit d'une façon absolue. Un malade supposons, et les cas ne manquent pas dans nos observations, est, par exemple, atteint subitement d'hémiplégie, il ne se fait soigner qu'au bout d'un certain temps ; l'hémiplégie, étant restée dans le même état, on administre alors l'iodure et le mercure, et en cinq ou six jours quelquefois même en moins de temps, la paralysie n'existe plus qu'à l'état de vestige ; évidemment, il y a là une action certaine, mais cette action est-elle toute-puissante ?

Dans certains cas, malheureusement trop nombreux, il n'y a qu'une amélioration il n'y a pas guérison ; prenons, pour plus de clarté, l'accident le plus commun, à savoir l'hémiplégie. Elle est complète, on administre un traitement approprié, en quelques jours il se produit un mieux considérable. Le malade peut se lever, marcher un peu, ou tout au moins se tenir debout ; son bras peut exécuter quelques mouvements. Le temps se passe ; on revoit ce malade quelques mois après, le côté qui a été paralysé est toujours plus faible que celui du côté sain ; à peine si la main peut serrer, pendant la marche, la jambe traîne, en résumé la guérison a été incomplète. Il est bon cependant de ne pas désespérer, l'iodure peut, encore, pris pendant de longs mois, amener une guérison absolue.

La paralysie quelle qu'elle soit peut amener à la suite de la contracture de l'atrophie musculaire ; ces lésions sont alors complètement incurables, on n'a plus à faire à des malades, mais à de véritables infirmes.

Pour nous résumer, nous dirons que les accidents cérébraux peuvent :

1° Guérir d'une façon absolue ;

2° Etre seulement améliorés ;

3° Laisser à leur suite des infirmités incurables.

On pourrait à ces trois catégories, en ajouter une quatrième, celle dans laquelle la maladie se termine par la mort.

Ces faits sont heureusement d'une extrême rareté, puisque dans toutes nos observations il n'y en a qu'une qui ait eu cette terminaison fatale,

Il nous reste un dernier point à mentionner; son importance est grande nous ne saurions trop attirer l'attention sur lui ; il n'existe peut-être pas de maladie où les rechutes, les récidives soient plus fréquentes que dans la syphilis cérébrale précoce ou non.

Un individu a eu une manifestation cérébrale quelconque, que ce soit une hémiplégie, une aphasie, un trouble quelconque en un mot, qu'on se tienne sur ses gardes, car chez ce malade, c'est le cerveau qui semble être le *locus minoris resistentiæ.*

Demain, dans quelques jours, peut-être dans quelques mois, la maladie pourra récidiver. Souvent l'accident ne revêtira pas la même forme que la première fois ; un hémiplégique guéri pourra plus tard devenir un aphasique qui ne guérira qu'imparfaitement ; un épileptique, guéri ou non, peut devenir un hémiplégique.

Ces faits sont tellement fréquents que l'on peut dire, et ce sera notre dernier mot, que les rechutes dans la syphilis cérébrale précoce sont non seulement possibles mais encore probables.

CHAPITRE V

TRAITEMENT

Ce chapitre sera court, on pourrait le résumer en deux mots : Il faut non seulement agir vite, mais encore agir vigoureusement.

Comme l'a dit autrefois M. Ricord, se trouvant en présence d'un accident grave ; IL FAUT FRAPPER UN GRAND COUP.

A notre avis, l'iodure de potassium et le mercure doivent être associés. L'iodure doit être donné d'emblée à fortes doses, on peut croyons-nous sans danger aucun (tout en observant avec soin la tolérance du malade) commencer par 3 grammes pour monter rapidement beaucoup plus haut jusqu'à six et même huit grammes.

Le mercure pourra être prescrit sous forme de proto-iodure. On pourra, sans crainte, en prenant les précautions nécessaires, en surveillant la bouche avec attention, de façon à éviter les stomatites, monter jusqu'à 10 centigrammes.

Pour notre compte, comme dans tous les cas où il faut agir rapidement, nous préférons les frictions faites avec la pommade mercurielle double, à la dose de 6 ou même 8 grammes.

Inutile de rappeler que l'emploi du mercure sous cette forme, peut avoir certains inconvénients, tout médecin expérimenté doit toujours le surveiller avec le plus grand soin.

Le sublimé, soit sous forme de liqueur de Van Swieten, soit sous forme de pilules, peut être prescrit chez des sujets présentant une certaine intolérance pour les frictions.

Tel est en résumé et brièvement exposé le principal traitement.

A côté de ce dernier peut et même doit se placer ce que M. Fournier appelle la *Médication auxiliaire.*

En première ligne, doivent être rangés l'hydrothérapie, le bromure de potassium; particulièrement dans les formes délirantes; l'électricité dans les cas d'ordre paralytique.

Les révulsifs n'ont guère d'utilité; nous ferons une exception cependant, pour le vésicatoire crânien pansé à l'onguent mercuriel.

OBSERVATIONS

Observation Ire.

(Due à l'extrême obligeance de M. le Professeur Fournier)

Mr..., chancre induré vers le 15 août 1871.

Le 20 septembre, apparition des accidents cutanés (roséole). Le 15 novembre, accidents de la gorge, plaques muqueuses nombreuses. Le 25 novembre, l'angine est guérie, de nouveaux accidents apparaissent sur la peau, mais en même temps, surviennent des douleurs dans la tête et dans les membres. Au commencement de février 1872, c'est-à-dire *5 mois et demi* après le chancre, survient tout à coup une attaque d'*hémiplégie gauche* complète, surtout prononcée à la face. La bouche est tordue, l'œil se ferme encore mais avec une extrême difficulté; la parole est embarrassée, la main gauche serre à peine, la *cephalée* est *atroce*; le malade est dans un véritable état soporeux et s'endort à chaque instant, le pouls est inégal, mais malgré cela la *sensibilité est intacte*.

(En même temps que tous ces phénomènes qui dominent la scène, existent des lésions cutanées graves : « rupia, ecthyma sur le front, les oreilles, le cuir chevelu. »)

Un traitement énergique au proto-iodure d'hydrargyre à la dose de : 0,05 à 0,15 centigr. et à l'iodure de potassium est institué aussitôt.

Amoindrissement immédiat de tous les accidents en 5 ou 6 jours.

Le malade est revu au commencement de mars, marche bien, mais fauche un peu. En avril l'hémiplégie est absolument guérie.

Cependant les céphalées persistent dans ce même mois ; en mai, a eu deux fois des embarras de la langue avec fourmillement dans le côté droit du corps. (Les céphalées qui étaient insupportables dans le mois précédent n'ont cédé qu'aux frictions mercurielles).

En juillet et août, érosions des amygdales, syphilides papuleuses sur le reste du corps.

En janvier et février 1873, syphilide psoriasiforme du front, accidents à l'anus et au périnée.

En 1874, pendant plusieurs jours, attaques subites de paralysie occupant le côté droit, ne durant que 20 minutes, et revenant fréquemment.

Le malade avait cessé le trait. A la 1re pilule ses attaques cessèrent quelquefois cependant divers troubles de la vue, un peu de diplopie.

Observation II (Inédite)

Le nommé B..., cordonnier, âgé de 47 ans, entre à l'hôpital Saint-Louis le 6 janvier 1883, dans le service de M. le professeur Fournier, salle Saint-Louis, lit n° 69.

Rien de particulier à signaler chez ce malade au point de vue des antécédents héréditaires. Son père est mort à 67 ans. Sa mère est vivante (64 ans), elle aurait une maladie de cœur ; elle a eu cinq enfants qui sont tous vivants et bien portants. Lui-même a toujours joui d'une bonne santé, sauf quelques douleurs dans les derniers temps au niveau des genoux. Rien au cœur. Ni sucre ni albumine dans les urines. Pas d'alcoolisme. Est père d'une jeune fille de 17 ans bien portante. Perd sa femme il y a quatre ans et demi. Six mois après (vers 1879 par conséquent), contracte un chancre induré au niveau du sillon balano-préputial suivi de différentes manifestations secondaires, en particulier, de plaques muqueuses de la gorge.

En même temps qu'apparaissent ces accidents secondaires survient une céphalée frontale et occipitale intense. Le caractère change alors. De calme qu'il était auparavant, le malade devient irascible ; il se met en colère pour le moindre motif, pleure pour un rien. Le moindre effort intellectuel le fatigue. — Tristesse hypocondrie. Cet état persiste jusqu'au commencement de 1883, moment où il entre à l'hôpital.

Il raconte que depuis quelque temps sa mémoire s'est considérablement affaiblie. Un mois auparavant, s'étant, pour son métier, présenté chez une de ses clientes, il serait resté pendant 7 ou 8 secondes sans pouvoir articuler le moindre mot, en même temps que les yeux étaient absolument brouillés. La langue, sans être déviée, est affectée de mouvements vermiculaires. La parole est tremblante, hésitante, le malade se mord la langue en parlant. La vision est affaiblie. Un brouillard devant les yeux aussitôt qu'il lit à la lumière. Les pupilles réagissent assez faiblement. Elles sont normales. Ni diplopie ni strabisme. — Pas de vertiges. — Quelques-uns au début de la maladie. Léger tremblement des mains, surtout à droite. Les réflexes rotuliens sont sûrement affaiblis. Pas de tremblement des lèvres. Aucun trouble de la sensibilité. Nulle atrophie musculaire. M. Fournier porte le diagnostic de pseudo-paralysie générale.

TRAITEMENT : { K I., 3 gr.
Douches froides.
Pointes de feu à la nuque.

A partir du 15 janvier (9 jours après le traitement), le mieux est déjà très notable. La parole est plus facile, les mots mieux articulés.

Le 17, le tremblement des mains est diminué.

Le 12 février, il sort de l'hôpital, considérablement amélioré (1).

(1) Notre maître éminent, M. le professeur Brouardel, nous a également communiqué oralement un cas de ce genre survenu environ neuf mois après le chancre. Malheureusement, les détails complets nous manquent, nous ne pouvons, à notre grand regret, le relater ici.

Observation III

(Due à l'obligeance de M. le Professeur Fournier.)

M. X... contracte au mois de juillet 1881 un chancre induré labial qui s'accompagne d'un phagédénisme grave. Un traitement par les pilules de protoiodure et l'iodure de potassium est suivi pendant 40 jours; l'accident primitif guérit au bout de ce temps. Le malade habitait à ce moment le Midi.

Aux mois d'octobre et de novembre suivants apparaissent des accidents secondaires qui revêtent de suite un caractère grave. Ils consistent en plaques muqueuses buccales avec menace de perforation de la voûte palatine, éruption ecthymateuse généralisée. Le traitement est alors repris et la guérison est à peu près complète au bout de 35 jours.

Il part alors pour un assez long voyage, mais là reparaissent des plaques perforantes au niveau du vestibule de la bouche.

Le traitement est de nouveau suivi en décembre 1881 et janvier 1882.

Vers le milieu du mois d'avril, un matin, c'est-à-dire 9 mois à peine après le chancre il se réveille hémiplégique droit. Cette attaque de paralysie avait été précédée pendant une quinzaine de jours, d'une douleur persistante ayant son siège au niveau de la région, pariéto-frontale gauche. L'hémiplégie était *complète*, elle s'accompagnait d'aphasie.

Le malade se fit de 50 à 60 frictions mercurielles (avec un repos de 2 jours l'un); il prit aussi quotidiennement 4 gr. d'iodure de potassium. Après trois mois de ce traitement il pouvait déjà se lever, marcher, et même faire 3 kilomètres à pied.

Au mois d'août de la même année, il rentre de son voyage, c'est alors que M. Fournier, prescrit des frictions avec 6 à 10 gr. d'onguent mercuriel double pendant 3 semaines, et fait prendre à l'intérieur de 4 à 6 gr. par jour d'iodure de potassium.

Ce traitement a été longuement et intelligemment suivi, si bien qu'au mois d'avril 1883 (à peu près une année après le début de l'encéphalopathie) la guérison est presque absolue.

Le malade écrit très lisiblement, il peut marcher, 5 et 6 heures de suite. L'intelligence, la mémoire sont complètes. Peu d'atrophie des membres atteints. Il peut même faire d'assez longues courses à cheval, mais il lui faut pour monter ou descendre l'appui d'un aide.

En résumé, guérison presque complète.

Observation IV (Personnelle)

Le nommé Léopold T..., âgé de 18 ans, exerçant la profession de journalier, entre le 18 avril 1885 à l'hôpital Saint-Louis, salle Saint-Louis, lit nº 77.

Contracte la syphilis au mois de décembre 1884, cinq chancres indurés sur le fourreau de la verge. Roséole ; chute des cheveux, etc., se fait, à ce moment, soigner à l'hôpital du Midi par M. Mauriac. Ne prend que 100 pilules de protoiodure.

En mars, en reprend une quarantaine. Quelques maux de gorge, Quelques plaques sur la langue.

Depuis trois semaines, gale ; éruption scabieuse (aisselles, bras, mains, poitrine, sillons sur les poignets et le dos des mains.

Croûtes nombreuses, grises dans les cheveux. Ulcérations spécifiques au-dessous de la verge. Syphilides papuleuses sur la poitrine.

Il sort de l'hôpital le 30 mai, après avoir pris chaque jour 2 grammes d'iodure de potassium. Pas de mercure. Des bains. Il présente à ce moment, sur le corps, une éruption papuleuse, de couleur cuivrée.

Il n'a pris de l'iodure de potassium que pendant huit jours après sa sortie.

Rien de nouveau dans son état jusqu'au mois de septembre, sauf l'éruption qui persiste. En septembre, il commence à éprouver de vives céphalées qui surviennent immédiatement après le repas du soir. Depuis sa vérole, à ce qu'il nous raconte, il n'aurait presque plus de sommeil, serait affecté de cauchemars nombreux (le malade est très sobre et ne présente pas le moindre symptôme d'alcoolisme), les maux de tête occupent la région frontale antérieure. Ils disparaissent au lever du malade.

Vers le 15 novembre, les maux de tête changent de caractère. Ils se limitent à la moitié gauche de la tête. Ils commencent vers deux heures de l'après-midi pour finir vers quatre heures ; ils reparaissent après le dîner pour ne se terminer que lors du sommeil complet; encore celui-ci n'est-il que fort difficile le plus souvent. A la même date, nouveaux maux de gorge et nouvelles plaques muqueuses buccales.

Le malade rentre de nouveau à l'hôpital Saint-Louis, dans le service de M. le professeur Fournier, le 30 janvier dernier (1886). Il nous raconte que depuis un mois, il commence à voir trouble. Par moments, une sorte de voile devant les yeux avec étourdissements et vertiges. Diplopie lorsqu'il veut fixer un objet avec un peu d'attention. Photophobie. Ne peut lire plus de dix minutes de suite, et, avant cela, il nous raconte que la lecture était son plaisir favori.

Depuis un mois et demi, en se réveillant, il éprouve une sensation d'engourdissement dans le bras gauche, accompagnée d'une faiblesse considérable de ce membre. Il aurait, nous dit-il, laissé tomber un objet un peu lourd. Huit jours après ces phénomènes, le membre inférieur du même côté est atteint à son tour. Il butte à chaque instant. Il tombe trois ou quatre fois en montant les escaliers.

La semaine dernière, vers huit heures du soir, sans prodrome aucun (le malade était en train de faire une cigarette), il tombe tout à coup, perd connaissance d'une façon absolue. Cet accident dure deux secondes à peu près. En se relevant, il éprouve une céphalée *épouvantable* ; sommeil impossible pendant la nuit. Il remarque alors que son côté gauche est encore plus faible qu'auparavant.

La pression de la main de ce côté est beaucoup plus faible que du côté opposé. Il marche, mais en traînant les jambes, en fauchant. La sensibilité est considérablement diminuée de ce côté. Pas d'analgésie. Le réfleve rotulien est exagéré. Surdité de l'oreille gauche (bourdonnements, sifflements). Les pupilles sont égales et se contractent bien.

Le caractère est changé, le malade est hypocondriaque. Les désirs vénériens sont considérablement diminués.

Indépendamment de tous ces symptômes cérébraux, le malade présente sur le corps une éruption constituée par de nombreuses taches cuivrées.

Une hyperostose de la tête humérale gauche.

Comme antécédents, rien de particulier à signaler.

Le père est mort tuberculeux à 48 ans. La mère a 50 ans ; se porte bien ; 3 sœurs sont mortes vers l'âge de deux ans.

Une est vivante (16 ans), se porte bien.

Lui-même ne présente aucun symptôme, même le plus minime d'alcoolisme. Aucun excès, de quelque nature que ce soit. La fièvre typhoïde à 6 ans. La variole à 8 ans. Aucun symptôme de scrofule. Rien du côté du cœur ni du rein. Rien dans les urines.

Observation V (M. Fournier)

Un nommé X..., au mois de juillet 1872 (moins d'une année après l'infection), débute une amaurose double, précédée de céphalées, douleurs atroces nocturnes, insomnie. En même temps, troubles de la marche, engourdissement de la moitié gauche du corps, serre à peine de ce côté. Le traitement spécif. régulièrement suivi amène une guérison rapide et absolue.

OBSERVATION VI (M. FOURNIER)

M. X..., contracte la syphilis au courant de janvier 1875. Vers le 15 novembre suivant (c'est-à-dire moins *de 11 mois* après le chancre), débutent des céphalées nocturnes extrêmement vives, qui durent environ une semaine, au bout de laquelle, en se réveillant et essayant de se lever il peut à peine tenir sur les jambes; oscillant aussitôt debout, la parole est tremblante, hésitante. Aphasie légère, mais évidente, tremblement des membres supérieurs, écriture à peine intelligible.

OBSERVATION VII (M. FOURNIER)

Le nommé X..., contracte en 1870, un chancre induré, suivi de roséole, taches sur le corps, croûtes du cuir chevelu. Tous ces accidents secondaires ont été traités par M. le Dr Archambauld.

En mars 1871 (*une année* après le début de la syphilis), hémiplégie droite complète et subite.

L'année suivante (1872) phénomènes d'excitation cérébrale assez intense pour nécessiter son internement chez M. le Dr Blanche. Il sort de la maison l'année suivante, guéri. Nul accident depuis. Cependant M. le professeur Fournier le revoit à la fin d'octobre 1875, pour différentes lésions cutanées.

A ce moment il existe une gêne réelle du langage, il marche avec une certaine raideur.

En février 1877, le malade se plaint de douleurs très vives dans les régions temporales droite et gauche.

Observation VIII (M. Fournier)

Le nommé X..., contracte la syphilis en septembre 1879, accompagnée de roséole, plaques muqueuses; différentes lésions cutanées.

En septembre 1880 (juste *un an* après le début du chancre), apparaissent des douleurs violentes crâniennes avec exacerbations nocturnes, accompagnées d'une parésie de tout le membre supérieur droit, impossibilité d'écrire complète.

Un mois après sous l'influence du traitement tout a disparu.

Observation IX (M. Fournier)

M. X..., contracte, en novembre 1879, un chancre induré suivi de divers accidents secondaires (plaques muqueuses, taches sur le corps).

Au mois de janvier suivant (*2 mois après le début*), hémiplégie faciale guérie rapidement.

En juin, juillet et août de la même année, lésions muqueuses assez graves, anus, amygdales, etc.

Observation X (M. Fournier)

M. X..., 28 ans, contracte au courant d'octobre 1880, un chancre induré, suivi d'accidents secondaires vulgaires.

En avril 1881 (*6 mois* après le début du chancre), surviennent des phénomènes d'excitation cérébrale, délire, tous ces symptômes précédant l'apparition de tumeurs osseuses frontales.

OBSERVATIONS XI, XII, XIII, XIV, XV, XVI (M. FOURNIER)

I°. M. X..., Syphilis en décembre 1881, accidents secondaires vulgaires. En décembre 1882, *une année* après le chancre surviennent des céphalées intenses. Idée de suicide, troubles intellectuels, strabisme, mydriase gauche. Phtisie pulmonaire.

II°. M. X..., contracte la syphilis en juillet 1881. En novembre 1882, seize mois après, attaque nocturne subite d'épilepsie vraie (cri initial, convulsions cloniques, puis toniques, morsure de la langue, etc).

III°. M. X..., contracte un chancre induré en septembre 1882. En avril 1883, alopécie, syphilide palmaire; mais depuis le mois de février, la marche est vacillante; il éprouve des vertiges nombreux (ces vertiges ne tiennent aucunement à une lésion auriculaire).

IV°. M. X..., contracte la syphilis au mois de novembre 1866. En mai 1867 (6 mois après le chancre), céphalées intenses, état général mauvais, la tête est lourde, à peine le malade peut-il se tenir sur les jambes. Mieux cependant au bout de quelque temps, mais jusqu'en 1875 ; il est fréquemment atteint d'étourdissements et de vertiges.

V°. M. X..., syphilis en 1874. En 1875, apparaît une céphalalgie occipitale atroce, le malade est déprimé, insomnie complète ; un jour en se réveillant, l'ouïe est complètement perdue à gauche, en même temps le malade éprouve des vertiges. L'iodure de potassium amène la guérison de tous ces symptômes, sauf ceux qui existent du côté de l'oreille. Le malade est revu en 1884 et 1885; il éprouve toujours de violents maux de tête.

VIº. M. X..., syphilis en novembre 1878, moins de onze mois après, aiblesse des jambes et des bras, parésie très accentuée du membre supérieur droit.

Observation XVII (Inédite)

Le nommé Charles M..., âgé de 36 ans, exerçant la profession de mouleur, entre à l'hôpital Saint-Louis, service de M. le professeur Fournier, le 21 juin 1884. Il ne présente personnellement aucun antécédent digne d'être noté; fièvre intermittente seulement à l'âge de 9 ans. Sa mère est morte à 46 ans, le malade ne sait de quoi; son père est bien portant.

Ce malade a contracté la syphilis au mois de décembre 1879. Les accidents secondaires ont été fort légers (roséole, plaques muqueuses, etc.); ils ont été traités par les préparations mercurielles à l'hôpital du Midi.

Six mois après le début de la vérole (c'est-à-dire en juin 1880), il devient subitement hémiplégique du côté droit, le malade laissa tomber ce qu'il tenait à la main, tomba lui-même, mais ne perdit pas connaissance. Il entre alors à l'hôpital Lariboisière, où l'on constate que l'hémiplégie est absolument complète, au moins pendant les quinze premiers jours. Il y reste sept mois, soumis à un traitement spécifique, et, pendant tout ce temps, l'amélioration n'a pas cessé de se produire un seul jour, les mouvements sont reparus peu à peu dans le côté paralysé, et il sort de l'hôpital seulement avec une très légère faiblesse. Il cesse alors tout traitement.

Huit jours après, il y rentre parce qu'il est entièrement *aphasique*. Il reste cette fois 14 mois consécutifs. L'iodure de potassium avait déjà, au bout de quatre mois, produit une amélioration étonnante Sorti de l'hôpital, il cesse encore une fois tout traitement pendant deux mois. Au bout de ce temps, il y rentre pour la troisième fois, *ne se sentant pas très fort du coté droit*, il y reste cinq mois. Il sort de l'hôpital un peu faible du côté droit, faiblesse qui reste persistante pendant de nombreux mois, pour, dans ces derniers temps, devenir assez gênante pour forcer le malade à entrer à l'hôpital Saint-Louis.

A son entrée, nous constatons une faiblesse considérable de tout le côté droit, en même temps le bras et le membre inférieur du côté correspondant sont très amaigris, par rapport à ceux du côté opposé. Du reste, se plaint d'avoir perdu beaucoup de ses forces depuis quelques mois; les pupilles sont plutôt dilatées, les réflexes normaux.

Au mois de juillet suivant, céphalées gauches intenses à caractère nocturne.

Observation XVIII (Inédite)

Le nommé Albert B..., exerçant la profession d'interprète, âgé de 35 ans, entre le 19 mars 1881 à l'hôpital Saint-Louis, salle Saint-Louis, lit n° 1, service de M. le professeur Fournier.

Rien de particulier comme antécédent personnel ; n'a fait aucune maladie antérieure ; son père est mort goutteux avec phénomènes cardiaques, sa mère est très nerveuse, une sœur aurait eu une folie de nature hystérique (?).

Il contracte la vérole en 1863, accidents secondaires banals, ne prend des pilules que pendant 15 jours, et pendant 12 jours l'iodure de potassium.

Une année après (1864), paralysie du bras et de la jambe droite (plus accentuée au membre supérieur). Cette paralysie, suivie au bout de quelques jours de contractures, guérit entièrement au bout de quatre mois, sans traitement.

En 1868, 4 ans plus tard, poussée considérable de syphilide ulcéreuse grave sur la peau. Traitement spécifique fort léger. Cette poussée dure 6 à 8 mois.

En 1869, retour de la paralysie, avec contractures intermittentes des quatre membres, tendance invincible au sommeil ; ces accidents durent 4 à 5 mois.

En 1876, nouvelle hémiplégie droite, aphasie, amnésie, diplopie (de trois ou quatre jours seulement). Cette nouvelle paralysie ne dure que 4 à 5 mois.

En 1878, quatrième attaque d'hémiplégie droite, et depuis ce temps, la mémoire est affaiblie, les forces sont diminuées, le malade est mélancolique, hypocondriaque.

En 1879, diplopie ne durant que trois à quatre jours.

En 1881, plusieurs signes de tabès (en résumé, syphilis cérébro-spinale, à début cérébral).

NOTA. — Nous reproduisons à la page suivante un spécimen de l'écriture de ce malade.

Monsieur

Je vous remerci des
Bordés que me portés
pour une potez pour
mes gaerdes Je ne
vous oublirai jaimais
et vous regarde comme
père et efant

Je sui salutte sincèrement

Beaudonnet

Observation XIX (Inédite)

Le nommé X..., 31 ans, élève en pharmacie, entre à l'hôpital Saint-Louis le 31 décembre 1881, salle Saint-Louis, lit n° 12, service de M. le professeur Fournier.

Contracte, en 1879, un chancre induré situé sur la verge, suivi bientôt de roséole, plaques muqueuses diverses (gorge, bouche, verge, anus). Il se fait traiter pendant huit semaines par M. Guibout, puis à l'hôpital du Midi, où alors il prend du proto-iodure; légère chute des cheveux.

L'année suivante (1880), amnésie complète, marche dans la rue sans savoir où il va, se perd dans les endroits qu'il connaît les mieux, alors commencent des crises épileptiformes, accompagnées de perte de connaissance. Le malade cependant ne tombe pas et ne se mord pas la langue. Ces crises ont été précédées de céphalalgies atroces.

Actuellement, le malade est affecté d'une parésie du côté gauche sans hémianesthésie; pertes séminales nombreuses.

Symptômes évidents de péri-encéphalite. Le malade a fait de nombreux excès de boissons et de femmes.

Observation XX (Inédite)

La nommée Clémentine E..., âgée de 20 ans, entre à l'hôpital Saint-Louis au mois d'avril 1882, salle Henri IV, service de M. le professeur Fournier.

Cette jeune femme contracte la syphilis en décembre 1880 (syphilis grave). La céphalée est apparue dès les premiers temps.

Au mois d'octobre suivant, c'est-à-dire *dix mois* après le chancre, elle est prise subitement d'une véritable attaque d'aphasie qui dure trois semaines. Ne se soigne que très insuffisamment pendant huit mois.

Au moment de son entrée, syphilides confluentes ecthymateuses. Le 1er mai (quelques jours après son entrée), céphalées intolérables, cécité presque absolue et subite de l'œil droit, mydriase de ce côté. La malade peut à peine se tenir debout, elle chancelle, perd l'équilibre.

L'œil malade ne peut être ramené en dedans. Le 14 mai, mieux considérable. En juillet, les syphilides ecthymateuses persistent encore, et elle sort de l'hôpital au mois d'octobre, très améliorée.

Observation XXI

(Due à l'obligeance de M. le professeur Fournier)

M. X.... contracte la syphilis au mois de novembre 1877. En octobre 1878, c'est-à-dire 11 *mois après* le début de l'infection, tout à coup, sans prodrôme aucun, bégaiement, embarras de la langue, des mâchoires, impossibilité complète de prononcer le moindre mot.

Vers le milieu de janvier 1879 (c'est-à-dire trois mois après), pris subitement d'une paralysie du côté droit de la face et du bras correspondant, de la langue; le membre inférieur est intact. Cette attaque est survenue brusquement, mais sans perte de connaissance. C'est alors que l'on peut constater une *aphasie* véritable; au mois de mai suivant (c'est-à-dire environ 3 mois et demi après), la parole devient de nouveau fortement embarrassée, scandée, lente. Le malade serre bien du côté précédemment paralysé, mais l'écriture est loin d'être satisfaisante. En effet, le doigt indicateur de la main droite est resté à demi fléchi depuis la paralysie, l'extension en est impossible.

La face, la langue sont indemnes. L'intelligence est nette, la mémoire seule est affaiblie.

Toutes ces attaques ont été précédées de violentes céphalalgies pendant 2 ou 3 jours, sauf cependant la dernière.

Jamais de maux de tête, en dehors de ces derniers. Le malade est revu par M. Fournier au mois de février 1880, la prononciation est toujours défectueuse.

Nous dirons pour terminer qu'il n'existe rien de spécial chez ce malade au point de vue des antécédents, sauf quelques névralgies faciales survenues en 1877, année de son volontariat, ayant cédé à l'emploi du sulfate de quinine.

Observation XXII (M. Fournier)

M. X..., 35 ans, contracte deux chancres indurés au mois de novembre 1881. Au mois de mars suivant, syphilides papulo-squameuses, syphilides anales, alopécie, onyxis, érosions préputiales, plaques ecthymateuses aux jambes. Traitement suivi régulièrement.

Au commencement de décembre 1882 (c'est-à-dire à peu près *douze mois* après le chancre), se réveille complètement hémiplégique gauche, la langue est déviée. Cette attaque a été précédée de maux de tête.

Au commencement de janvier 83, trois semaines après ces accidents, il ne reste plus qu'un peu de parésie gauche, la main serre moins fort de ce côté, la bouche est encore un peu déviée, il existe en même temps une douleur pariétale droite, très nettement localisée.

Traitement : 3 pilules sublimé, K I., vin de quinquina.

Quelques jours après, la douleur pariétale s'est amoindrie, la mémoire est un peu attardée, il existe encore un peu de gêne de la parole. Au milieu de février, le malade est presque entièrement guéri, il peut même se livrer à l'exercice du piano.

Jusqu'au mois de septembre, le mieux ne cesse de se produire sous l'influence du traitement ci-dessus, qui a toujours été suivi avec soin.

M. Fournier revoit ce malade au mois d'octobre et constate la présence très probable d'une gomme au-dessus du genou.

Observation XXIII (M. Fournier)

M.... contracte, à la fin de janvier 1884, trois chancres syphilitiques, suivis de plaques muqueuses, linguales, buccales, croûtes sur le cuir chevelu. Syphilides cutanées diverses. En janvier 1885, survient une périostose frontale droite; *en même temps trois accès d'aphasie, ne durant chacun que quelques secondes. Prononce des mots les uns pour les autres; parle un langage absolument insensé et a conscience de l'insanité de ses paroles.* La dernière attaque s'est accompagnée d'une parésie légère droite. Tout cela a été précédé de maux de tête violents. Traitement mercuriel et iodure de potassium.

Il survient dans le courant de ce traitement une stomatite hydrargyrique.

Au commencement de mars, le malade est encore un peu faible, mais il n'existe plus ni aphasie ni maux de tête.

Observations XXIV (M. Fournier)

M. X..., âgé de 36 ans, contracte, en 1881, un chancre induré de la verge, suivi bientôt de divers accidents cutanés, de plaques muqueuses buccales, de douleurs dans les jambes. Le traitement mercuriel est suivi pendant 3 mois seulement; il prend également de l'iodure de potassium pendant 5 à 6 mois.

L'année suivante (1882), à peine douze mois après le chancre, le malade, revenant de l'enterrement de son père, s'aperçoit qu'il ne voit plus de l'œil droit, la pupille de ce côté est considérablement dilatée. Il va alors faire une saison à Luchon, mais ne prend ni mercure, ni iodure de potassium.

A partir de 1882, la parole est restée embarrassée ; il existe du tremblement des mains, du sautillement de la langue; les muscles de la face sont affectés de trémulations ; malgré cela, l'intelligence est parfaitement nette, il existe de la mydriase droite. Les réflexes otuliens sont subits, impulsifs, exagérés (mai 1885).

Observation XXV (M. Fournier)

Monsieur X. contracte la syphilis au mois de juillet 1873. En mars 1874, c'est-à-dire *huit mois* à peine après le chancre, apparaît une céphalée violente, le travail intellectuel devient difficile ; à la fin du mois d'avril subitement, sans prodrôme nouveau, engourdissement de tout le côté gauche, amélioration assez rapide. En septembre 1875, le malade est revu, il présente alors une tendance insupportable au sommeil, l'obtusion de l'intelligence, affaiblissement considérable de la mémoire, faiblesse extrême de tout le côté gauche. A la fin de novembre, tout d'un coup, perte de connaissance complète, accompagnée de convulsious cloniques, puis toniques, et de tous les symptômes de la vraie attaque d'épilepsie.

Depuis lors le malade n'en a pas eu de nouvelles.

Observation XXVI (M. Fournier)

M. X. âgé de 45 ans, contracte la syphilis au mois de juin 1880, suivie d'une éruption papulo-squameuse, confluente; lésions érosives de la langue, des amygdales, etc.

Vers le milieu du mois de février suivant (c'est-à-dire *huit mois après* le début de la maladie) faiblesse de tout le côté gauche, il laisse tomber les objets. A peine si la jambe de ce côté peut le soutenir, une fois même fait une chute. A la fin d'octobre, le malade se plaint d'une névralgie temporale double, il traîne la jambe. Au commencement de novembre la vue s'affaiblit.

Observation XXVII (Inédite)

Le nommé R..., 35 ans, entre à l'hôpital St-Louis, le 19 mars 1881, salle Saint-Louis, service de M. le professeur Fournier.

Il contracte la syphilis en 1864, à l'âge de dix-huit ans. L'année suivante paralysie, puis contracture du bras droit, guérie au bout de quatre mois, sans trait. spécifique.

En 1870, retour de la paralysie, durée 4 mois. En 1877 (à l'âge de 31 ans), nouvelle attaque de paralysie mais affectant cette fois, le membre inférieur droit, s'accompagnant des troubles de l'intelligence, d'amnésie, d'aphasie ; le tout dure encore 4 à 5 mois.

En 1879, 4e attaque, même durée.

Observation XXVII

(Due à la bonne amitié de M. le Dr Barthélemy, ancien chef de clinique de la Faculté)

M..., 35 ans, ne présente comme antécédent héréditaire ou personnel rien de spécial; un frère rhumatisant, lui-même légèrement alcoolique (alcoolisme des gens du monde), contracte un chancre infectant, en *juillet 1883;* ne commence à se soigner qu'en septembre; de septembre à novembre, il suit un traitement mercuriel, conseillé par M. Simonnet; à cette époque, il a été pris d'accidents spécifiques du côté des yeux (iritis, irido-choridite), traitement local et général par frictions vers le milieu de décembre, c'est-à-dire *cinq mois* après le chancre, tout à coup sans cause aucune, sans phénomènes prémonitoires, éclate un délire avec idées incohérentes, sans céphalées bien violentes, le tout dure 4 heures.

Immédiatement après, tout rentre dans l'ordre, le malade ne remarque rien de particulier du côté de l'activité cérébrale de la mémoire et de l'idéation. En janvier, février, mars, avril, va de mieux en mieux, quand au commencement de mai, à la suite d'une veillée entre amis, où il avait légèrement souffert de la chaleur, il est pris tout à coup d'une hémiplégie droite (*10 mois après chancre*). Au mois de juillet, l'intelligence est nette, complète; ni amnésie, ni aphasie, il ne reste absolument rien du côté de la face hémiplégiée; cependant certains muscles du bras, de l'avant-bras droit et de la main correspondante sont évidemment atrophiés, d'autres sont légèrement contracturés, exagération du réflexe rotulien de ce côté. Aucun signe quel qu'il soit de tabès, mais c'est bien une syphilis cérébrale vraie. En septembre, le malade fait un séjour à Aix, en suivant sagement son traitement, il est pour ainsi dire guéri, sauf un peu de maladresse du bras droit, un peu de fauchement de la jambe du même côté, une légère mydriase correspondante. Si l'on fait serrer au malade le dynamomètre, on obtient du côté droit : 29 à 31, et du côté opposé : 45 à 49. De septembre 1884, à juin 1885, c'est-à-dire pendant 10 mois l'amélioration ne cesse de se produire, cependant la main droite est encore un peu plus faible (le malade raconte qu'il éprouve de ce côté une certaine maladresse lorsqu'il joue du piano. Il refait vers le mois de juillet, une nouvelle saison à Aix. Au retour, raconte qu'il éprouve quelquefois un peu de diplopie, et en novembre la guérison est absolue.

Observation XXIX (M. Barthélemy).

M..., 38 ans, habitudes alcooliques; contracte un chancre induré au mois d'octobre 1884; les premiers accidents ont une évolution assez banale (roséole, quelques plaques muqueuses, quelques accidents cutanés), mais pendant les deux premiers mois de l'infection, la céphalée est atroce; presque en même temps, et toujours dans ces deux premiers mois, la jambe gauche est sujette à de fréquents engourdissements, il existe une dépression intellectuelle évidente, une lassitude générale extrême, un amaigrissement notable. Malgré tous ces avertissements, le malade ne se traite pas, ou se traite peu; dans tous les cas, le traitement à été fort irrégulier. En avril 1885, c'est-à-dire *six mois* après le chancre, *hémiplégie droite*, survenue en deux ou 3 jours, *complète*, accompagnée d'aphasie et de dépression intellectuelle; l'état général est mauvais, c'est absolument celui d'un malade en état de ramollissement cérébral (obnubilation, pleurs, rires sans cause, etc.), dépression intellectuelle, hébétude. Le traitement mixte est immédiatement institué et, au bout de deux mois, l'hémiplégie est considérablement améliorée.

(Malade vu avec M. le professeur Fournier, aux Frères Saint-Jean-de-Dieu).

En 1885, ce malade retourne en province, et malgré toutes les recommandations cesse tout traitement.

En 1886. Ce malade est revu. Il est dans l'état d'un individu atteint d'un ramollissement cérébral.

Observation XXX (M. Barthélemy)

M. le Dr Barthélemy a été appelé en consultation, dans le courant de l'année 1884, auprès d'un malade dont l'état était le suivant :

C'était un homme de 55 ans, vigoureux, n'ayant jamais fait aucune maladie. Sur le corps, il présente une poussée extraordinairement intense de syphilides papuleuses, papulo-hypertrophiques, papulo-croûteuses, éruption qu'un médecin de province avait traitée depuis cinq mois pour un psoriasis, sans succès, bien entendu.

Ce malade présente en même temps une sorte d'état cachectique et tous les symptômes généraux d'une syphilis récente, méconnue et abandonnée à elle-même.

Indépendemment de ces manifestations, il existe des vertiges, une céphalée très vive et une diminution considérable de la puissance intellectuelle.

Il aurait eu, trois mois auparavant, à un mois d'intervalle chacune, deux attaques d'apoplexie. La première eut lieu chez lui, la seconde dans la rue. On le rapporta dans sa maison sans connaissance. Pendant ces attaques, il lui était impossible de retenir les urines et les matières fécales ; pendant une journée, il ne reconnaissait aucune personne de sa famille, pendant trois jours ne pouvait parler. Malgré tous ces phénomènes, aucune paralysie persistante.

Le cœur est intact ; ni sucre ni albumine dans les urines.

Rien en somme pour expliquer ces phénomènes cérébraux, si ce n'est la syphilis. Ces ictus seraient survenus vers le deuxième ou troisième mois après le chancre.

Il est d'ailleurs permis de voir sur la verge la cicatrice de ce dernier, cicatrice reposant encore sur un noyau induré. Les ganglions correspondants sont faciles à trouver.

Un traitement spécifique énergique est immédiatement institué. Le malade le suit très régulièrement pendant 15 mois ; il se remonte de jour en jour, les vertiges sont complètement disparus, jamais de perte de connaissance ni d'ictus d'aucune sorte.

Observation XXXI

(Due à la complaisance de M. le Dr Bruchet, chef de clinique de la Faculté)

La nommée Eugénie W..., employée de commerce, entre à l'hôpital St-Louis, le 20 avril 1885. Cette malade a contracté la syphilis en mai 1884 (roséole, plaques muqueuses diverses, buccales, vulvaires, etc.), ne prend que 30 pilules ; puis surviennent des syphilides muqueuses plus graves de la bouche et de la gorge (traitement local et légère dose d'iodure de potassium). En octobre, accidents laryngés. En décembre, douleurs très vives dans tout le côté gauche de la face et de la tête, persistant pendant la nuit, empêchant le sommeil et l'appétit ; au bout de 15 jours, ces phénomènes arrivent à leur maximum d'intensité, la malade éprouvait alors des vertiges, chancelait dans la rue, faisait tous ses efforts pour ne pas tomber ; le lendemain matin, elle s'éveilla *complètement sourde des deux oreilles et paralysée du côté gauche de la face.* (Bouche déviée, impossibilité de fermer l'œil du côté paralysé)

Un médecin consulté, diagnostique une surdité d'origine centrale spécifique.

M. Ladreit de la Charrière, otite labyrinthique syphilitique.

La surdité était à peu près absolue, plus complète cependant à gauche ; en même temps existaient des bourdonnements extrêmement pénibles ; des sensations que la malade comparait au bruit de l'eau qui tombe, sifflements. Sous l'influence du traitement par l'iodure de potassium, prescrit par M. Ladreit de La Charrière, la paralysie faciale s'améliora, au point de n'être que peu appréciable à son entrée à l'hôpital. L'examen otoscopique ne décèle aucune lésion, soit du conduit auditif externe, soit de la caisse.

Traitement : 2 pilules de proto-iodure, d'hydrargyre, iodure de potassium, 3 à 5 gr. par jour.

Observation XXXII

(Communication orale due à M. le Dr Lavergne, médecin consultant à Luchon, Haute-Garonne)

Le nommé X.... militaire, contracte la syphilis, accidents cutanés nombreux, graves, traitement insuffisant et mal suivi.

3 mois après le chancre, hémiplégie gauche subite, occupant la face et les membres ; elle est accompagnée de divers troubles cérébraux (hebétude, intelligence à peu près abolie, amnésie, dilatation pupillaire énorme). Les frictions mercurielles amènent une amélioration notable.

Au bout de 4 mois de traitement rechute, ictus, et mort en 48 h. dans un état comateux.

Observation XXXIII (M. Fournier)

M. X..., âgé de 27 ans, contracte, à la fin de décembre 1884, plusieurs chancres à la verge, dont l'un a été *creux*. L'éruption du début a été légère, plaques muqueuses buccales. Traitement fort incomplet : sirop de Gibert seulement pendant un mois, 37 pilules *seulement* de proto-iodure et un peu d'iodure de potassium.

Le 1er décembre 1885 (c'est-à-dire une année après le début de l'infection), le malade est pris subitement d'un accès d'aphasie (pouvait encore parler, mais confondait tous les mots les uns avec les autres, leur donnant à chacun des sens ne leur appartenant pas). L'iodure de potassium l'a fait disparaître en deux ou trois jours, presque complètement.

Le malade, revu au commencement de janvier dernier, a encore quelque peine à s'exprimer, cherche encore certains mots ; cependant la parole est à peu près nette, la mémoire est légèrement affaiblie, l'intelligence légèrement obnubilée ; disons pour terminer que, pendant tout le courant de l'année 1885, les céphalées ont été extrêmement fréquentes.

Observation XXXIV

Le nommé W..., 38 ans. Syphilis en 1864, suivie de roséole, plaques muqueuses diverses ; traité à ce moment par des pilules de proto-iodure, et de sirop ioduré (?). Juste une année après le chancre (1865), hémiplégie droite subite ; guérie rapidement. Peu de temps après, 2e attaque, mais occupant cette fois tout le côté gauche.

Guérison en peu de temps. Il survient une 3e attaque gauche cette fois, dont le malade ne peut se rétablir complètement.

Ces 3 attaques sont survenues pendant le sommeil, sans que le malade en ait conscience.

Observation XXXV

(Communiquée par notre ami M. Secheyron, interne des hôpitaux.)

Le nommé V..., chauffeur, âgé de 27 ans, entré le 18 septembre 1884, à l'hôpital Saint-Louis, salle Hillairet, lit nº 20, service de M. le docteur Hallopeau.

C'est un homme de constitution vigoureuse.

Il avoue faire abus des liqueurs fortes et en particulier d'absinthe.

Au mois de septembre 1882 (35 jours après un coït suspect), il vit apparaître sur la verge un chancre infectant.

Il faisait à ce moment une traversée maritime et se trouvait sous les tropiques. Aucun traitement à ce moment.

En février 1883, syphilides à la commissure labiale gauche, ulcérations ayant laissé des cicatrices aux deux ailes du nez, à l'aisselle droite, aux deux avant-bras, aux jambes.

Au mois de décembre 1883, il entra à l'hôpital du Havre pour une syphilide ulcéreuse de l'aile gauche du nez. Là, on lui fait prendre quotidiennement 6 grammes d'iodure de potassium.

Quinze jours après son entrée (c'est-à-dire 15 mois à peine après le début du chancre), sans cause aucune, le malade tombe de son lit. Au réveil il était aphasique. Le bras et la jambe gauches étaient paralysés.

L'aphasie dura deux jours; aucun objet ne pouvait être désigné par son nom.

Le membre inférieur est revenu peu à peu (en 3 mois) à son état presque normal. Le malade a pu se lever, marcher, sans cependant pouvoir faire aucun travail, l'impotence du membre supérieur persistant.

A l'entrée du malade à l'hôpital Saint-Louis (7 mois après le début de l'hémiplégie), on trouve une impotence complète du membre supérieur gauche qui est absolument flasque. La sensibilité au froid et à la piqûre est conservée. Le malade traîne la jambe en marchant.

Pas de paralysie faciale. Toute trace d'aphasie a disparu.

Traitement : KI, 4 gr.

2 cuillerées de sirop de Gibert.

Le 5 novembre, le malade quitte l'hôpital pour aller à Vincennes. Il commence à pouvoir se servir de son bras. Les mouvements de flexion, notamment, ont acquis une certaine force. La guérison n'est cependant pas complète.

Observation XXXVI

(Communication due à MM. Secheyron et Bouthier, internes des hôpitaux).

La nommée Désirée B.., âgée de 48 ans, entre à l'hôpital St-Louis salle Biett, service de M. le Dr Hallopeau, le 1er mai 1884. Cette femme a été réglée à l'âge de 16 ans, s'est mariée à 22, n'a jamais fait de fausses couches, plusieurs enfants en bonne santé dont une jeune fille ayant actuellement 24 ans.

Se marie pour la seconde fois vers la fin du mois de décembre 1883.

Six semaines après ce second mariage, œdème des grandes lèvres (chancreux probablement).

Pendant son premier séjour à l'hôpital, elle se plaignait d'une céphalée intolérable, et des douleurs vives dans les jambes. Elle sort le 1er juillet 1884.

Elle rentre de nouveau dans le service de M. Hallopeau au mois de septembre 1884, mais cette fois, elle présente une éruption d'acnée syphilitique à la face, en même temps que diverses syphilides aux lèvres. Ainsi que sur le cuir chevelu

A la fin du mois d'octobre 1884 (c'est-à-dire 9 mois à peine après le chancre), survient une hémiplégie graduelle du côté gauche, commençant par le membre supérieur et se terminant par la paralysie du membre inférieur correspondant. Chaque accentuation de l'hémiplégie a été précédée de quelques convulsions épileptoïdes partielles.

Le facial inférieur du côté gauche est complètement paralysé. Il existe aussi de l'aphasie et du bégaiement.

Le champ pupillaire est rétréci, il n'y a pas de contracture, mais le membre inférieur gauche s'est atrophié assez rapidement.

Un traitement énergique (iodure de potassium et frictions mercurielles est immédiatement institué). Au mois de janvier 1885, 2 mois après le début des phénomènes cérébraux, l'hémiplégie est en partie disparue; la malade marche en fauchant.

La motilité volontaire du membre supérieur gauche est possible. Il existe encore un peu de paralysie faciale. L'orbiculaire des paupières est indemne. Ni strabisme ni inégalité pupillaire.

En même temps, on observe diverses syphilides fissuraires sur les lèvres, une zone érythémateuse au pourtour de la commissure gauche.

L'éruption d'acnée spécifique persiste sur le front. Chute des cheveux.

Ganglions post-cervicaux.

Céphalalgie intense à exacerbations nocturnes.

Rien autre chose sur le corps,

Observation XXXVII (inédite)

Le 4 mars 1882, entre à l'hôpital Saint-Louis, salle Saint-Louis, lit n° 77, service de M. le professeur Fournier, le nommé Alfred C..., âgé de 29 ans, employé de commerce.

Rien dans les antécédents héréditaires. Mère encore vivante, frères et sœurs bien portants. Aucune maladie nerveuse dans la famille. Lui-même a toujours joui d'une bonne santé. La fièvre typhoïde seulement il y a 3 ans. Marié depuis 7 ans; deux enfants robustes.

Le 22 mars 1881 contracte, à Pau, un chancre, situé sur le dos de la verge et dont on voit encore la cicatrice. Les accidents secondaires ont dû être assez légers pour passer inaperçus. Cependant le malade se fit soigner par M. Simonnet, qui ordonna des pilules de sublimé.

Le 27 avril (un mois après le début du chancre), il fut pris d'une attaque d'épilepsie.

Elle survint brusquement, d'une façon foudroyante, sans être amenée par un malaise ou par une sensation spéciale.

Au moment de l'attaque, le malade ressent une torsion irrésistible au cou, causée par une sorte de convulsion tonique qui occupe également le membre thoracique droit. Il tombe toujours sur le côté droit, perd aussitôt connaissance, s'agite un peu, mais ne se mord jamais la langue, ensuite survient un état comateux qui dure trois quarts d'heure lors de la première attaque.

Depuis elles se sont succédées avec les mêmes caractères, mais leur durée est moins longue.

Voici les différentes dates de ces attaques :

1re, 27 avril 1881;

2e, 21 août;

En septembre, 3, les 4, 11 et 14;

En octobre, 8 ou 10;

En novembre, 3, les 4, 16 et 23;

En décembre, 2, les 9 et 14;

En janvier 1882, 4, les 4, 9, 18 et 22;

En février, 3, les 13, 14 et 27;

En mars, 3, les 14, 19 et 24.

A son entrée à l'hôpital, ce malade ne présente ni céphalée, ni embarras de la parole, ni amnésie, ni aucun trouble de sensibilité. Aucun signe de tabès, la vision est intacte, cependant la pupille droite est beaucoup plus dilatée que la gauche.

Depuis quelque temps il existe un enrouement assez prononcé.

L'examen laryngoscopique laisse voir un peu de rougeur de la corde vocale gauche.

Traitement : KI, 3 gr. et 3 pilules de sublimé.

Le malade quitte l'hôpital le 7 avril 1882. Pendant son séjour, il a eu 4 attaques. La plus longue a duré 5 minutes, la plus courte une minute. Jamais de cri initial ni de morsure de la langue.

Observation XXXVIII (Inédite)

La nommée Louise G..., âgée de 38 ans, lingère, entre à l'hôpital St-Louis, le 26 avril 1883, salle Henri IV, lit n° 13, service de M. le professeur Fournier.

Cette malade ne présente rien de bien particulier dans ses antécédents. Elle a eu de l'impétigo du cuir chevelu et de la face pendant son enfance. La fièvre typhoïde à l'âge de 10 ans; pas de rhumatismes, pas d'alcoolisme. Cœur intact. Névrosisme. Réglée à 13 ans.

Au mois de *juillet* 1881, érosion vulvaire (vue par M. Clozel de Boyer) qui fut suivie de roséole, de syphilides gutturales et d'une céphalalgie intense qui dura *six mois*.

De juillet 1881 à juin 1882, elle ne s'est que très imparfaitement soignée. (N'a pris qu'une vingtaine de pilules de protoiodure; un demi-litre de sirop de Gibert et quelques frictions mercurielles).

Au mois de juin 1882 (11 mois après le chancre), elle a été frappée d'hémiplégie droite. Voici en quelles circonstances. Un soir, après une course, la malade se sentit prise de *vertiges*, d'engourdissement dans les membres qui la forcèrent à s'asseoir. Elle ne peut se relever; l'aphasie étant absolue.

Le lendemain soir l'hémiplégie droite était plus nettement prononcée. 8 jours après, elle était complète. M. Fournier la vit alors. La malade, sur sa demande, ne put tirer la langue. Il conseilla le traitement mixte (K I et frictions) qui ne fut que très mal suivi.

Au mois d'août suivant (2 mois après), elle entre à la maison

Dubois (service de M. le Dr Charles Labbé). Là on lui prescrit de l'iodure de potassium, mais elle ne consent à le prendre qu'en très petite quantité. Depuis sa sortie, elle n'en a pris qu'une soixantaine de grammes.

Examinée à son entrée à St-Louis (26 avril 1883) elle présente l'état suivant :

La malade est amaigrie, fatiguée. Ne souffre plus de la tête depuis déjà longtemps. La vision est normale, aucune parésie des muscles de l'œil, les pupilles sont égales. Elle se plaint seulement d'avoir souvent devant les yeux ce qu'elle appelle des « œillets noirs » Quand elle boit ou mange vite, les aliments et les boissons refluent par le nez. Pas de déviation de la luette. L'acte de souffler est possible, mais moindre qu'à l'état normal.

Le membre supérieur gauche est le siège de fourmillements, moins intenses qu'au début de l'hémiplégie.

Rien au membre inférieur.

Le membre supérieur droit est atrophié ; l'atrophie musculaire est surtout marquée au niveau du poignet et du métacarpe; la malade qui peut porter la main à son front, serrer même avec une certaine force (20° au dynamomètre du côté droit, 40° à gauche), ne peut relever complètement le poignet qui reste à demi fléchi sur l'avant-bras. Contracture légère du biceps. La sensibilité est intacte. Pas d'abaissement de la température.

Le membre inférieur droit est roide, dans la position rectiligne absolue. Il faut une certaine force pour pouvoir faire fléchir la jambe sur la cuisse. Le pied est en valgus. La malade soulève le membre au-dessus du plan du lit, à une distance de 10 centimètres à peu près; elle peut le déplacer latéralement. Pas d'épilepsie spinale. Réflexes rotuliens exagérés, surtout à droite.

L'intelligence, la mémoire sont conservées.

La malade tousse un peu, depuis quelques jours. Rien cependant dans la poitrine.

Bien réglée.

Cœur intact. Pouls régulier.

Traitement. — Iodure de potassium, 3 gr. Vin de quinquina.

Le 2 mai l'iodure de potassium est porté à 4 gr.

Le 12 la main est plus libre, la malade peut relever le poignet.

En juin, juillet, l'état reste stationnaire.

En décembre on lui fait des applications de courants continus, chaque jour pendant 20 minutes.

Elle est admise à la Salpêtrière à la fin de mai 1885.

Nous espérons, dans ce modeste travail, avoir tout au moins éclairci un point peu connu jusqu'ici de la syphilis cérébrale. L'étude de cette question si vaste et si féconde au point de vue de l'intérêt scientifique et pratique qui s'attache à elle, présente encore quelques parties sur lesquelles certaines recherches pourraient apporter un jour nouveau. Parmi ces dernières la pathogénie de ces accidents cérébraux, ou plutôt la prédisposition que peut présenter un syphilitique à être atteint par eux, serait, selon nous un point utile à rechercher.

C'est cette étude qui fera, nous l'espérons, l'objet d'un travail futur de notre part.

HAVRE. — IMPRIMERIE DU COMMERCE, 3, RUE DE LA BOURSE.

TABLEAU N° 1.

Indiquant le nombre des cas de Syphilis cérébrale par périodes annuelles

HOMMES.

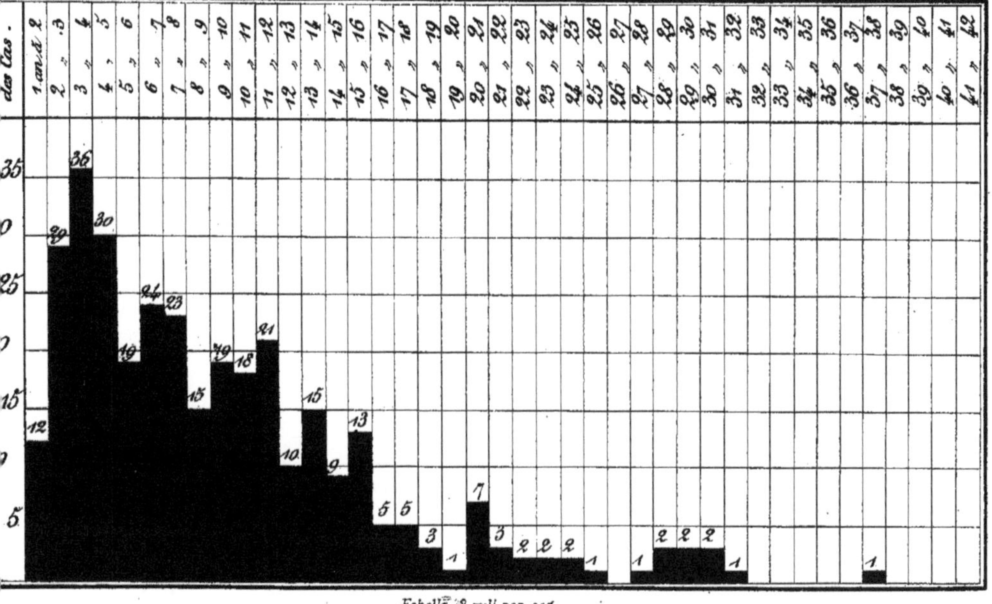

Echelle 2 mill. par cas.

TABLEAU N° 2

Indiquant le nombre des cas de Syphilis cérébrale par périodes annuelles.

FEMMES.

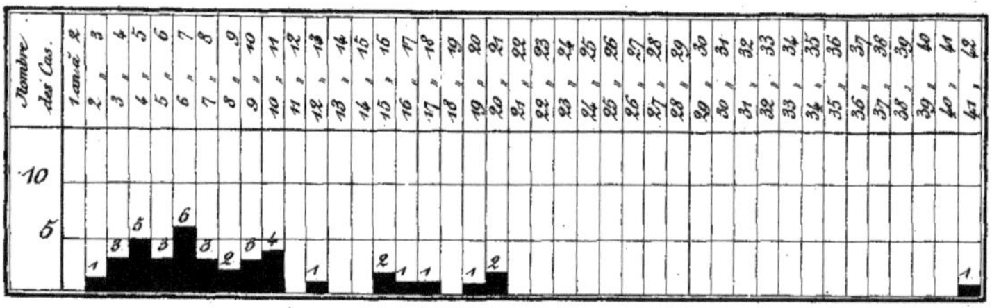

Périodes	Nombre des Cas
1 an à 2	
2 » 3	1
3 » 4	3
4 » 5	5
5 » 6	3
6 » 7	6
7 » 8	3
8 » 9	2
9 » 10	3
10 » 11	4
11 » 12	
12 » 13	1
13 » 14	
14 » 15	
15 » 16	2
16 » 17	1
17 » 18	1
18 » 19	
19 » 20	1
20 » 21	2
21 » 22	
22 » 23	
23 » 24	
24 » 25	
25 » 26	
26 » 27	
27 » 28	
28 » 29	
29 » 30	
30 » 31	
31 » 32	
32 » 33	
33 » 34	
34 » 35	
35 » 36	
36 » 37	
37 » 38	
38 » 39	
39 » 40	
40 » 41	
41 » 42	1

Echelle 2 mill. par cas.

TABLEAU

Indiquant le nombre des Cas de Syphilis par périodes triennales.

Nombre des Cas (échelle) : 80, 70, 60, 50, 40, 30, 20, 10

HOMMES.

Période	de 1 an à 4	4 à 7	7 à 10	10 à 13	13 à 16	16 à 19	19 à 22	22 à 25	25 à 28	28 à 31	31 à 34	34 à 37	37 à 40	40 à 43
Nombre des Cas	77	73	57	49	37	13	11	6	2	6	1		1	

(sans titre)

Période	de 1 an à 4	4 à 7	7 à 10	10 à 13	13 à 16	16 à 19	[illegible]	31 à 34	34 à 37	37 à 40	40 à 43
Nombre des Cas	4	14	8	5	2	2					1

HOMMES ET FEMMES.

Période	de 1 an à 4	4 à 7	7 à 10	10 à 13	13 à 16	16 à 19	19 à 22	22 à 25	25 à 28	28 à 31	31 à 34	34 à 37	37 à 40	40 à 43
Nombre des Cas	81	87	65	54	39	15	14	6	2	6	1		1	1

TABLEAU N° 4.

Montrant la fréquence relative des principaux accidents cérébraux consécutifs à la Syphilis.

Nombre des Cas.	Hémiplégies droites.	Hémiplégies gauches.	Paralysies incompl. Droites.	Paralysies incompl. Gauches.	Troubles de l'intelligence.	Troubles oculaires.	Troubles des organes de l'ouïe.	Paralysies variées.	Epilepsies Troubles épileptiques.	Troubles de la parole.
110						111				
100										
90										90
80					82					
70										
60	63									
50		50								
40										
30									35	
20			21							
10				17			19	12		

Echelle 1 mill. par cas.

HAVRE. — Imprimerie du Commerce, 3, rue de la Bourse.

www.ingramcontent.com/pod-product-compliance
Ingram Content Group UK Ltd.
Pitfield, Milton Keynes, MK11 3LW, UK
UKHW020146200726
13856UKWH00003B/867